# 医村
## 话中医

周鹰 —著

张宝林 —整理

中医古籍出版社
Publishing House of Ancient Chinese Medical Books

**图书在版编目（CIP）数据**

医村话中医 / 周鹰著 ; 张宝林整理. —北京 : 中医古籍出版社, 2023.8
ISBN 978-7-5152-2588-3

Ⅰ.①医… Ⅱ.①周… ②张… Ⅲ.①中医临床—经验—中国—现代 Ⅳ.①R249.7

中国版本图书馆CIP数据核字（2022）第195491号

医村话中医

周鹰 著　张宝林 整理

| | |
|---|---|
| 策划编辑 | 李 淳 |
| 责任编辑 | 李美玲 |
| 封面设计 | 王 磊 |
| 出版发行 | 中医古籍出版社 |
| 社　　址 | 北京市东城区东直门内南小街16号（100700） |
| 电　　话 | 010-64089446（总编室）010-64002949（发行部） |
| 网　　址 | www.zhongyiguji.com.cn |
| 印　　刷 | 北京市泰锐印刷有限责任公司 |
| 开　　本 | 710 mm×1000 mm　1/16 |
| 印　　张 | 12.5　彩 插　0.25 |
| 字　　数 | 202千字 |
| 版　　次 | 2023年8月第1版　2023年8月第1次印刷 |
| 书　　号 | ISBN 978-7-5152-2588-3 |
| 定　　价 | 52.00元 |

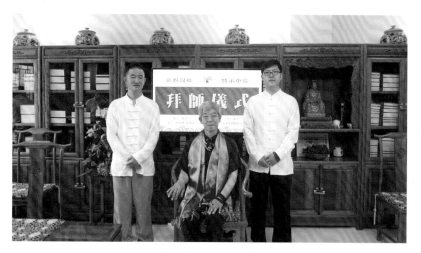

拜师仪式师徒合影

（中间：周鹰先生，左一：弟子蒋忠良，右一：弟子张宝林）

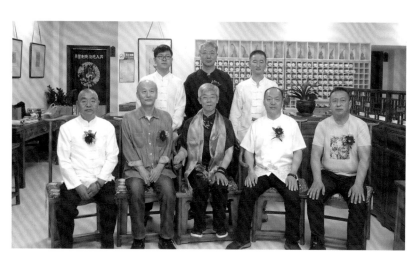

拜师仪式师徒、主持人、见证人合影

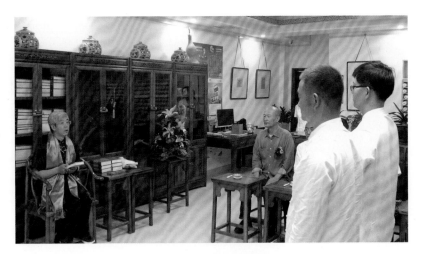

拜师仪式师父宣读师训

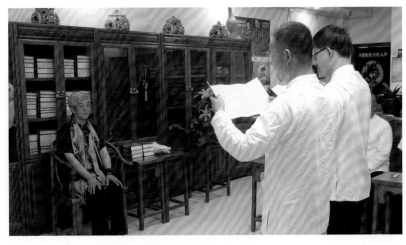

拜师仪式徒弟投拜师贴

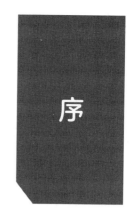

序

　　2001年，在京东宾馆召开的"中医现代化学术研讨会"上，正在北京中医药大学读中医理论博士的我，首次参加中医学术会议。之前从事了16年微生物免疫学研究，1996年被经络研究强烈吸引，我下决心改学中医，于2000年入北京中医药大学师从刘燕池教授研究"脏腑经络相关"问题。入校后发现，中医界分化明显，可分为传统、西化和系统三派，其中西化是主流方向。给我这个西医转行过来的中医新兵造成震撼的是，中医信心不足，方向迷茫，几乎在所有重大问题上都有学术争议。在这样的氛围中，经过一年多思考，我与恩师刘燕池教授充分讨论之后，共同撰写了一篇题为《中医现代化的战略构想》的文章投稿参加这次研讨会，希望通过这次会议阐发观点，与同道深入沟通，探索未来发展的方向。会议由《中华中医药杂志》主办，参会者约50人，大家的论述多种多样，基本上反映了三派格局，其中西化派"以西律中，科研为重"，占参会者的比例较高；传统派人数位居第二，"读经典，做临床，实践优位"；持"传承为基，系统创新"观点的系统派，则凤毛麟角，少之又少。会议总体上感觉沉闷，缺少新意，大家对未来的方向不明、信心不足、决心不坚。接近尾声时，我终于眼前一亮，被一位声如洪钟、语速较快、40 岁出头的报告人所吸引。"好好学中医吧，别再徘徊迷茫了"，这是他介绍了几个典型病案并发表了令人耳目一新的中医见解后，整个报告的结束语。他的话如同当头棒喝，成为这次会议的点睛之笔。这位信心满满、与其他参会者形成强烈反差的报告人，就是在北京市隆福医院中医科工作的周鹰医生。

会后我们彼此介绍，并约定 1 周后再次聚谈。我先是去北京市隆福医院首次拜访，不久后又到他新的工作单位北京中医医院深入交流。从他自北京中医药大学毕业后在基层医院的摸爬滚打，到对中医未来的期望，从亲身治愈的难病、大病，到中医教育面临的问题，从传统的继承，到现代社会背景下的发展，他的确对中医理解深入，而且有丰富的经验，他的自信有坚实基础，掷地有声的棒喝也由衷而发。他让我看到了中医的希望，也使我更深入地认识到中医的魅力与威力，确认了自己的选择无误，坚定了继续前进的决心。从此，我们便成为至交。在我日后长期从事的中医理论研究领域讨论一些重要的学术问题，需要听取临床专家意见时，常常邀请他到会分享智慧；在我和亲友遇到健康问题时，首先想听到他的意见，需要看病疗疾，他是必选医者。2009 年 9 月，我检出结肠癌，按照常规是手术后中医介入，但与周鹰医生沟通后，决定反其道而行之，第一时间即开始中医主导治疗，1 周后手术，术后中医继续担纲主演，配合西医、气功、生活管理。术后连续吃中药 3 年，成功康复。记得有一次去他诊室就诊，有位他带教的实习学生询问我两个问题："哪里不舒服？胃口如何？"回答："没有不舒服，胃口甚好。"另一位学生接话："这哪是病人，倒像是来医院参观的旅游者。"

在与周鹰医生交往的 20 年中，我发现他有两个十分明显的特点，一是"开放性"，二是"使命感"。在中医界因为不同文化碰撞导致的分化格局中，他始终坚守发展中医的原则，包容各家各派，主张以解决问题为宗旨，综合创新。因此无法将他简单地归入前面所说三派中的任何一派。他不仅对传统经典了然于胸，对西医技术能够为我所用，而且对系统科学在中医发展中的应用以及中医对系统科学的推动也持鼓励态度。在中医发展面临的诸多问题中，他深切感到传播与教育至关重要，对公众积极传播中医知识，语言生动，深入浅出，深受听众欢迎，其中最典型的便是对"北京大学中医社"的悉心指导。带教学生，他诲人不倦，倾囊相授，除了履行岗位职责，高质量完成首都医科大学中医专业的学生临床培养任务，受到大家交口称赞，而且对社会广泛的中医技能需求也不遗余力，积极支援。本书的整理者便是他在内蒙古进行基层专业指导过程中发现的优秀年轻才子。临床工作是辛苦、琐碎、平凡的，而中医临床更是外加着观念偏见、体制不适、收入不公的困扰，但周鹰医生却从无怨言，从不悲观，无论什么时候都是坚定如初，信心百倍，乐在其中。他之所以能够这样坦然自若，除了理性的开放与使命，还有一份对中医及其背后深厚的中华文化的挚爱之情。

《医村话中医》是周鹰医生长期行医与思考的结晶，可谓厚积薄发，其内容理论联系实际，丰富而实用，均为"干货"。从书稿编排可以看出，颇有传统医家的风范。第一部分"解读中医"属于"医论"范畴，第二部分"医学心悟"和第三部分"诊余杂谈"属于"医话"范畴，第四部分"临证经验"则属于"医案"范畴。虽说周鹰医生工作在医疗一线，不是专门研究者，但他对中医医理长期深思精研，形成了系统的学术思想。在"解读中医"部分，三篇文章大体概括了他的基本观点，《中医之思——形上宏观》《中医之研——属性关系》《中医之辨——辨证中的定性与定量》，对"思""研""辨"三字的解读，便简明精准地将理论认识、科研方向与中医临床实践概括出来，一针见血地点明了要领。"医学心悟"部分对困扰人们很久、常常争论不休的"中医生命观""中国文化的方法论"以及"如何学中医"等问题，深入浅出，十分自信地给出了针对性的答案。"诊余杂谈"部分则对临床实践中遇到的种种绕不开的"科学与人文""传统与现代"和"东方与西方"等剪不断、理还乱的难题，令人信服地指出问题症结以及化解的办法。"临证经验"部分，结合典型医案，从病因病机、治则治法、遣方用药等方面，细致入微地阐述和剖析，使读者身临其境地感受到解决问题的过程。期待读者们与我一样，开卷有益，与医村先生一道，"好好学中医吧，别再徘徊迷茫了"。

中国中医科学院中医基础理论研究所研究员　马晓彤
中华炎黄文化研究会自然国学研究分会会长

2022 年 4 月 20 日

中医，博大精深，博大无边，精深无底，无人能肩负中医的全部。

中医，从学术者，独守一派，方易成名成家。

中医，从临床者，无须守派，需博览、会意、悟法，方显辨证论治之精髓，而愈病活人。

中医，形上思维，遇到宏观知识宏观对待，遇到微观知识亦宏观对待。

中医，形上思维（道），利用一切可利用的术，研究致病因素的属性，研究疾病的属性，研究药物的属性，治病，用药性解病性。

中医，是一种不断实践的境界，没有经过实践修正的解读，终究不过是臆解，犹如游泳与滑冰，听了再多的讲解与说明，看了再多的示范与表演，自身没有去实践历练过，肯定是要呛水与摔跤。

走进中医之路径：读书—临证—揣摩，临证—读书—揣摩。

历练到永远，乐在其中。

医　村

辛丑年冬月于北京

中医学有独特的理论体系，是中华文化的瑰宝。历代名医辈出，各有所长，多得自于家传师授。在当前这种以形下思维为主流的时代背景下，人们更注重经验技术的传承，往往忽略了思维的传承，而中医的核心所在恰恰是其独特的思维方式，中医思维的传承面临着重大挑战。

古语有云："明师难遇，中土难生。"我这一生中最幸运的事情就是遇到了周鹰先生这样的明师。第一次见到先生是在巴彦淖尔市卫生局举办的基层中医培训班上，当时就被先生对中医独特的见解所折服，发誓以后一定要跟随先生学习。非常幸运的是培训班结束后，巴彦淖尔市卫生局创办了名医传承工作室，并且请来了周鹰先生定期出诊带教，我有幸定期跟随周鹰先生临证学习。

在过去的几年里我得到了先生的言传身教，从临证侍诊、讲课学习、课后请教交流、病人复诊、经验整理全方位地继承先生的医术。在最初的一年中，我也多次绝望过，认为自己无法进入"中医之门"，无论怎么努力都在经验上打转，无法突破形下思维向形上思维的转变。先生告诉我中医思维无法用语言、文字传承，也不可能一蹴而就，只能在练习中不断体悟，老师只能教授练习方法，"学出来的方法，练出来的功"，静下心来踏踏实实练功，朝着正确的方向做正确的事，不要问结果如何。在周鹰先生及工作室其他老师的循循善诱，不断指点、帮助下，大约在 2019 年我突然发现自己走进"中医之门"了，建立起"形上宏观"的思维方式了。进入"中医之门"我才发现中医真正的魅力所在是其独特的思维方式，终于明白古人为什么"不为良相，便为良医"，也真正明白师父常讲的中西医的根本区别在"道"，不在"术"。但进门仅仅是一个开始，才刚刚是中医的一个小学生，需要提高的地方太多了，我要穷尽毕生精力学中医、悟中医、用中医、传承中医。

更幸运的是在 2021 年 6 月 8 日（农历四月二十八日，药王孙思邈诞辰日）我正式拜周鹰先生为师。师父教导我要以《大医精诚》为训，教导我要宁静致远，静下来踏踏实实学中医、悟中医、用中医，才能实现远大的目标，要戒骄戒躁，并要求我博览、会意、悟法、活人。师父的教诲，弟子时刻谨记。

周鹰先生自 1983 年大学毕业以来始终从事临床医疗、教学工作。在长期的临床实践中，积累了非常丰富的临床医疗、临床教学经验。在临床医疗工作中，他能够熟练地运用中医理论，结合现代医学知识诊治疑难杂病，对很多疑难病都有自己独特的见解，尤其擅长治疗糖尿病、肾病、肿瘤、疲劳综合征、子宫内膜异位症等内科、妇科疑难杂症，治病强调"因人因时，心身同治"的整体疗法。每年接诊各种疑难杂病患者万余人次，带教临床研究生、进修医生、实习医生 30 余人，讲学、会诊、义诊近百次。香港中华儿女出版社出版的《疑难病患者寻名医指南》一书，以周鹰善治疑难杂病为特长，推荐给广大患者。周鹰先生还被北京中医药大学研究生会及北京大学、清华大学中医学社聘为学术顾问。

周鹰先生精通中医理论，能够熟练掌握、正确应用《内经》《伤寒》《金匮》《温病》及各家学说的内容于临床，并在临床实际运用中创新发展，特别对糖尿病、肾病做了深入细致的研究，提出了糖尿病属中医"消渴"中的"寒消"，阳虚为本，位在脾肾，阴虚燥热血瘀为标，位在肺胃经脉的独特见解，治疗上强调温肾助阳、化气生津、健脾助运、转输津液，兼滋阴清热润肺胃、活血化瘀通经脉的独特治法，并自拟"双化汤"应用于临床，取得了很好的临床疗效。

周鹰先生坚持理论与实践相结合，不断研究揣摩中医理论精微深奥的内涵，及如何坚持中医的思维方式，利用现代医学知识发展中医，并致力于为社会解读中医，宣讲中医治病与养生的真谛。

周鹰先生对中医有独特的理解，撰写了大量的文章发表在各大期刊及"医村博客"上。他明确提出了中西医的根本区别在"道"，不在"术"；中医为"形上宏观"的思维方式，西医为"形下微观"的思维方式；中医在形上宏观思维的指导下，可利用一切可利用的现代技术；中医研究人、致病因素、药物的属性及相互之间的关系，西医研究人、致病因素、药物的结构及其功能；治病上，中医用"药性"解"病性"，西医用"药理"解"病理"；中医辨证，一为"定性"，二为"定量"；治病的好坏，定性是基础，定量是关键；中医用药，先用药性，后用药理，在用药性的基础上用药理。

多年来有很多人极力建议周鹰先生写一本书，把他对中医的独特见解写出来，但是先生每次都告诉对方自己"有想法，没抱负，不求上进"，一直也没有正式把写书的事情提上日程。2020年一次跟先生说写书的事情时提到先生虽然不求名利，但是先生对中医的独特见解写出来会对很多人有启发。为了能让更多的中医人走进"中医之门"，先生终于答应出一本书。先生对我说："你来整理吧，你这么多年跟着我，对我的思想都了解，我的很多观点在医村博客上、中国知网上都能查到。"接到这个任务时我既兴奋又感觉责任重大，自己才疏学浅，怕辜负了师父的一片厚爱。接下这个任务以后我全面收集整理先生的论文，博客，讲座录音、录像，传记等反映先生学术思想的资料，反复研读先生的文章，听先生的讲座录音，看先生的讲座录像，仔细揣摩先生的学术思想，多次对书稿斟酌、修改。

先生善于思考中医，对中医见解独到，并且毫无保留地将这些行医与思考的结晶贡献出来，让社会受益。这本医话实是荟聚了先生多年心血，共有"解读中医""医学心悟""诊余杂谈""临证经验"四部分内容，从多角度解读中医思维，为了让读者加深理解，第四部分介绍了先生部分临证经验。这些内容是先生40余年对中医的研究、应用、思考形成的实践与理论相结合的产物。

医理深渊，学海浩瀚，是书所著，沧海一粟，倘能为医道披荆斩棘，鸣锣开道，则为所期。周鹰先生热爱中医，他把中医的发展看得比生命还重要。我们对他这种对中医执着的热爱感到敬佩，我为能成为先生的后学和同道而感到荣幸，祈望中医界这样的学者越多越好。

由于整理者水平有限，虽经多次修改仍无法全面反映周鹰先生的学术思想，论述也不能尽达其意，当在今后的学习、临床中继续深入体悟，同时书中难免有疏漏错误之处，望广大读者批评指正。

张宝林
辛丑年冬月于葆真堂

目 录

# 第一部分　解读中医

# 第二部分　医学心悟

## 第三部分　诊余杂谈

## 第四部分　临证经验

第一部分

# 解读中医

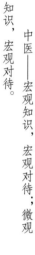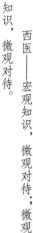

中西医的根本区别在『道』，不在『术』。中医为『形上宏观』的思维方式，西医为『形下微观』的思维方式。

中医学在思维方式上——道，优于西医学；西医学在利用科技进步和科技创新方面——术，优于中医学。

中医——宏观知识，宏观对待；微观知识，宏观对待。

西医——宏观知识，微观对待；微观知识，微观对待。

　　谈中医，谈什么是中医，那就不得不谈西医，因为我们的国家存在着中西医两种医学模式。中西医的思维方式、其所研究的内容及应用，截然不同。两种医学模式各具特色、各有优势，我们通过二者的对比，来展现中医的风采。

# 中医之思——形上宏观

　　长期以来，人们在做中西医的对比时，常常说"中医是宏观知识，西医是微观知识"。恰恰是这种认识，使很多人认为中医落后、不科学。中医学与西医学的根本区别，不在知识的宏观与微观上，而在于思维方式的不同。中医不是宏观知识，西医也不是微观知识，中西医的根本区别在于中医是"形上宏观的思维方式"，西医是"形下微观的思维方式"。中西医均可利用一切技术手段获得宏观知识与微观知识，但是他们对所获得的宏观知识与微观知识的认识、分析、思考的方式不同。

## 一、道与器

　　《易经》说："形而上者，谓之道；形而下者，谓之器。""形"指的是物体，从医学的角度来说，指生物体和药物体；"道"指的是"形"的运动规律，反映"形"发生、发展、变化的时间轨迹；"器"指的是"形"的组成结构，反映"形"存在的空间特征。以研究"形"的运动规律为目的，用综合、系统的研究方法，从"形"发生、发展、变化的运动状态，研究"形"的运动规律，为

"形上宏观"的思维方式；以研究"形"的组成结构为目的，用还原、分割的研究方法，研究"形"的组成结构，为"形下微观"的思维方式。

人类历史上，出现过两次文化高峰：第一个文化高峰出现在春秋秦汉时期，以"形而上的宏观思维方式"为主导，这是中医形成、成熟的文化背景；第二个文化高峰出现在 16 世纪西方文艺复兴时期，以"形而下的微观思维方式"为主导，这是西医迅猛发展的文化背景。东西方两种文化，形成两种思维方式，造就了两种医学模式。春秋时期也有形下思维，但不占主导地位。16 世纪西方文艺复兴以前，人们观察事物、探讨未知，以形上宏观研究为主导，中国是核心，处于领先地位；16 世纪西方文艺复兴以后，人们以形下微观研究为主导，至今仍为人们思考解决问题的主流思想。但是，形上宏观的研究方法并不过时。因为，用形上宏观的研究方法，仍能解决很多人们在生活当中，用形下微观的研究方法解决不了的问题。中西医反映了东西方两种文化，各自代表着截然不同的两种思维方式。

## 二、宏观与微观

中西医都以"人"这个"形"为研究对象，都以解决人的健康、消除疾病为目的，但研究的思维方式不同，研究的角度、着眼点也不同。中医学形上思维，以研究人的形上性为主体，用宏观的思维方式，研究"人"整体层次上的状态及运动变化规律，注重的是人的功能调控的变化；西医学形下思维，以研究人的形下性为主体，用微观的思维方式，研究"人"整体层次下的结构及功能，注重的是人的自然结构的变化。

中医学为"形上宏观的思维方式"，它遇到宏观知识的时候，用宏观思维，它遇到微观知识的时候，还是用宏观思维。其对待科学知识的态度是宏观知识，宏观对待；微观知识，宏观对待。西医学为"形下微观的思维方式"，它遇到宏观知识的时候，用微观思维，它遇到微观知识的时候，则更进一步地用微观思维。其对待科学知识的态度是宏观知识，微观对待；微观知识，微观对待。即不论是宏观知识，还是微观知识，中医学总是把它放到整体状态下，运用综合系统的分析方法，沿着整体功能调控的研究方向发展，得到的是宏观或微观现象的发生、发展、变化的运动规律；而西医学总是运用还原分割的分析方法，沿着解剖结构的研究方向发展，得到的知识越来越微观。

中医对直观看到的宏观现象，用形上宏观的思维来分析它、认识它。比如看到患者长了一个肿物，中医要把这个肿物放在患者的整体状态下思考，区别肿物的寒热虚实，给予相应的治疗；西医则是研究这个肿物的结构特征，给予相应的治疗。我们的祖先是通过宏观现象来分析内在变化，如果我们把中医只定位在宏观知识上，那么中医今天就不能利用现代技术来了解、掌握微观现象。现在已经形成了只要运用现代技术，就不是中医的错误认识，这是对中医的误解。中医完全可以运用现代技术来延伸视觉，从而搜集更多深层次的微观现象。以前，中医利用肉眼可以观察到口腔溃疡，现在完全可以利用电子胃镜观察到胃溃疡。因为，电子胃镜是技术发展的产物，而技术资源是人类共享的，没有你我之分。

比如我们利用现代技术，诊察到一个发热患者血象中的白细胞高，西医认为有炎症，就用抗生素给予消炎治疗。发热患者血象中的白细胞高，中医也承认是西医说的炎症，但中医要把这个血象中白细胞高的现象，放在这个人的整体状态下去分析：如果是热毒的表现，那么可以运用抗生素或清热解毒药给予消炎治疗；如果是寒湿的表现，则决不可以运用抗生素或清热解毒药给予消炎治疗。中医在利用抗生素的过程中，体会到抗生素比任何苦寒清热解毒的中药还要寒凉，所以，当病人的炎症属于寒湿状态的时候，中医是不主张使用抗生素的，否则，会寒上加寒，加重病情。这个分析治疗的过程，就是中医常说的辨证论治。

## 三、目的与手段

任何医学，在诊治疾病的过程中，首先都应该收集病情资料。中西医在收集病情资料的方法上，没有本质的差别，如西医视、触、叩、听的检查手段与中医的望、闻、问、切的检查方法，都是医家利用自己的感官查找搜集病情资料，只是中西医在运用的过程中，各自有各自的特色。中医更擅长看舌象，体会脉象，西医只把握脉搏的节律、有力无力，而这些差别，是建立在各自长期临床运用的基础上的。中医长期思考探讨脉搏的差别，所以才有28种脉象之别。然而，西医由于紧跟现代科学技术的发展，积极主动地利用现代科技手段搜集更深层的微观的病情资料，就延伸了其视、触、叩、听的检查方法，使其有了快速长足的发展，能够不断地查找搜集到更深层次的病理变化。人们看到西医利用科技进步和科技创新，使西医学知识从宏观向微观渐进发展，总是不断地出现新观点、新理论、新概念，而中医总是停留在宏观知识上，所以认为中医是落后的、不科学的。中医应当运用好科学技术，搜集深层微观的病情资料，不断发展、完善自己检查疾病的手段。科学技术，没有姓氏的差别，就好比核技术一样，战争狂用来为战争服务，能源家拿来为开发能源服务，医学家拿来为医学服务。技术是人类共享的资源，现代医生，无论是中医还是西医，在治疗疾病之前，应该运用一切可以运用的手段，来搜集病情资料。那么，中西医的区别在哪里？如何对待搜集到的病情资料，用什么样的思维方式分析、认识它，是中西医区别的关键所在。

如面对口腔溃疡和胃溃疡患者，中西医大夫均可以通过简单的望诊看到口腔溃疡病灶，也同样可以通过胃镜看到胃溃疡病灶，但在治疗上，西医强调共性化、产业化，对所有患者的口腔溃疡或胃溃疡的治疗方法是相同的——同病同治，口腔溃疡与胃溃疡，又因其病种的不同而分属不同的科室，采用不同的治疗方法——异病异治；中医强调个性化，对所有患者的口腔溃疡或胃溃疡，因其在个体身上所表现的寒热虚实等病机的不同，治疗方法也是不同的——同病异治，同时口腔溃疡与胃溃疡又可因其病机的相同，而采用相同的治疗方法——异病同治。因此，中医在治疗口腔溃疡、胃溃疡等疾病时，是根据病机不同而分别选用清胃散（胃热）、导赤丹（心阴虚火盛）、玉女煎（胃阴虚火旺）、龙胆泻肝丸（肝胆湿热）、半夏泻心汤（中焦寒热错杂）、附子理中汤（中焦虚寒）等方药给予治疗，而不是根据病名、病灶选用上述方药给予治疗。

中医研究，是中医利用一切可利用的知识、技术发展自身；研究中医，是利用现代知识、现代技术，研究、诠释中医。中医发展的关键，在于坚持"形上宏观"的思维方式，利用好现代知识、现代技术。

# 中医之研——属性关系

自然为万物所成，万物皆有"象"与"质"。人类研究自然万物：一则，形上思维，从物象入手，以研究自然万物的属性与关系为目的；二则，形下思维，从物质入手，以研究自然万物的结构与功能为目的。人类为了表达自然万物的属性及关系，创建了"阴阳五行"学说：用"阴阳"理论表达自然万物的属性，用"五行"理论表达自然万物相生、相制的关系。

中医形上思维，从物象入手，研究人体（常态与病态）、致病因素及药物的属性与关系。那么，中医表达属性的标准是什么？中医表达关系的标准是什么？现在我们都讲标准，很多人指责中医没有标准，所以不属于科学的范畴。这是今人重质略象，强调世界是物质的，却忽略了世界也是物象的，因而读不懂中医的结果。中医研究属性，"阴阳"为其表达属性的标准；中医研究关系，"五行"为其表达关系的标准。总是有一些人，一而再，再而三地说，要想弘扬中医、发展中医、推进中医的现代化，就一定要取缔中医的"阴阳五行"，因为它是唯心的、不实的，是虚的。这是只用形下思维思考问题、不懂形上思维的人，在那里作祟。"度量衡"是现代科学表达定量的标准，现代科学是以西方文化为背景，以形下思维为主体。如果说，取缔了中医的"阴阳五行"，就好比取缔现代科学的"度量衡"，是一样的荒谬。因为，取缔了"度量衡"，现代科学就不复存在了；取缔了"阴阳五行"，中医也就不复存在了。

## 一、中医研究属性

中医研究属性，用"阴阳、表里、寒热、虚实、气血、精津、饮液、痰湿、瘀阻"等表达疾病的属性，用"风、寒、暑、湿、燥、火"等表达外界致病因素的属性，用"四气、五味、升降、浮沉"等表达药物的属性。

### （一）中医研究疾病的属性

中医研究疾病的属性，"阴阳"是其表达疾病属性的标准。"阴阳辨证"是中医分辨（辨别）疾病属性（性质）的总纲，"八纲""卫气营血""气血津液""脏腑""三焦"及"六经"辨证的方法，都是中医区别疾病属性的方法。临床上各类患者所表现的症状、体征及各种异常的理化检查指标，虽然繁杂多变，但总不外"阴阳"两大类别。如表、热、实属阳，里、虚、寒属阴；气属阳，血属阴；气实属阳，气虚属阴。

### （二）中医研究致病因素的属性

中医研究致病因素的属性，"风、寒、暑、湿、燥、火"是其表达外界致病因素属性的标准。尽管自然界的致病因素，从其结构来看，各式各样，千奇百怪，但就其属性来说，不外"风、寒、暑、湿、燥、火"，如致病因素属"风"的特性，按"风"去治；属"寒"的特性，按"寒"去治；属"湿"的特性，按"湿"去治。

### （三）中医研究药物的属性

中医研究药物的属性，"四气、五味、升降、浮沉"是其表达药物属性的标准。每味中药的属性，都是中医大夫依据中医药理论，在临床医疗过程中总结而得出。如人们在服用了川芎后，发现其能止头痛，于是便用其治疗所有人的头痛。然而，在用川芎治疗头痛时，又发现其并不能治疗所有人的头痛，于是，中医大夫以中医药理论为依据，在临床治疗过程中，观察什么属性的头痛服用川芎可以止痛。结果，凡是血瘀性头痛，服用川芎都能把头痛止住，于是便确定了川芎具有活血的属性。

### （四）中医用药性解病性

什么是中药？黄连是中药还是西药？六味地黄丸是中药还是西药？黄连是植物药，当我们用黄连的苦寒药性清热的时候，它是中药；当我们用黄连的药理杀菌抑菌的时候，它就是西药。可见，中西药区别的关键在于用什么样的思维方式，在什么理论指导下应用。当我们不进行辨证，用六味地黄丸治疗所有的腰痛时，那就是西医的理念，用六味地黄丸去止痛。但是，六味地黄丸决不治疗所有人的腰痛！如果病人属于《伤寒论》讲的寒湿困阻——"肾着汤"证的腰痛时，越吃六味地黄丸，腰会越痛。有的病人会说："我吃六味地黄丸治疗腰痛没有效，所以六味地黄丸治不了腰痛，中医治病没效。"其实这是对中医的误解。当我们用六味地黄丸补肾滋阴，治疗肾阴不足的腰痛时，才能说它是中药。因此说，六味地黄丸、黄连等，它们既不是中药也不是西药，它们是植物药。再比如，地龙是动物药，磁石是矿物药，青霉素是化学药，它们既不是西药，也不是中药。当我们用青霉素苦寒药性清热解毒的时候，它是中药；当我们用青霉素杀菌抑菌的时候，它是西药。是中药，还是西药，关键在于是用药性，还是用药理。因为，中医研究病性，西医研究病理；中医研究药性，西医研究药理。在治疗中，中医用药性解病性，西医则用药理解病理。

### （五）中医在用药性的基础上用药理

中医研究"药性"，治病是用"药性解病性"；西医研究"药理"，治病是用"药理解病理"。那么，中医大夫是不是就可以不掌握"药理"、不用"药理"治病呢？不是！面对不断涌现出来的现代疾病，中医大夫一定要尽量掌握现代药理。但是，中医大夫在用"药理"治病的过程中，一定是在用"药性"的基础上用"药理"。先用"药性"，再用"药理"，在用"药性"的基础上用"药理"，这是中医大夫用"药理"治病的根本原则。例如我们知道薏苡仁有很好的降血糖作用，夏枯草、白僵蚕、桑叶、黄芪、地黄等药也有很好的降血糖作用，这是用现代药理研究出来的结果。但是，如果我们见到糖尿病患者，就用薏苡仁降血糖，那就不能叫中医，因为你只用药理，没有用药性。如果一个糖尿病患者血糖高，我们经过辨证，确定其病机是"湿邪内困"，治疗就要"运脾化湿"，选药时不知茯苓有没有降血糖作用，但知道薏苡仁有降血糖作用，那就用薏苡仁，在用薏苡仁"药性"化湿的基础上，用薏苡仁降血糖的"药理"作用降血糖。用夏枯草、白僵蚕、桑叶、黄芪、地黄等药治疗糖尿病时都应遵守这一原则。先用"药性"，在用"药性"的基础上用"药理"，这就是中医的现代发展。但如果只用"药理"，不用"药性"，那已经不是中医了。如果一个糖尿病患者，病机是"阴虚内热"，还用薏苡仁降血糖，不但血糖降不下来，肯定还会加重"口干舌燥"，出现很多不良反应。又如黄连素、大蒜素，一寒一热，从药理上说作用都是灭菌消炎，用于肠炎治疗。但中医治疗肠炎，属于"肠胃湿热"的用黄连素，属于"肠胃寒湿"的用大蒜素，这就是在用"药性"的基础上用"药理"。

## 二、中医研究关系

中医是一门关系学，注重研究人与自然，以及与人体自身脏腑、气血的协同、协作关系，强调的是互助、互制，用"五行"理论表达其相生、相制的变化规律。

### （一）局部与整体

中医把人体放到自然环境中，研究人是如何适应自然、如何在自然界中生存，研究人与自然的关系。中医为人体做了大体解剖，在五脏六腑等组织器官的基础上，研究其是如何在人的整体环境中协调工作，研究人自身的功能关系。中医研究脏腑经络、气血津液、药物配伍等各个方面的关系。我们所看到的任何一点现象，都不能代表整体。脏腑经络、气血津液及药物的功能表达，建立在其相互协调的基础上。诊察疾病，亦在于诊察失常的内在关系。《素问·灵兰秘典论》所记载的"十二官者，不得相失也"即指此意。

中医认识人体，重点不在局部定位，而在整体联系。因为人体是一个有机的整体，每一个脏腑与其他脏腑之间都有着密切关系，从而相互影响，相互为用，相互制约。脏腑各自有各自的功能，但是必须建立在相互协调的基础上，才能各自表达自己的功能。例如肾主水，但其主水功能的正常表达，建立在肺通调、脾运化、肝疏泄及三焦通畅的基础上。又如心主神，是建立在心火清降下交于肾，肾水温升上济于心，使心火不致上炎，才能心旷神明，所以心主神，一定是要在其适应的环境中，才能主神。如果一个人心不主神了，是不是一定是心的问题？不一定！有可能是心所处的环境失常了，心主神的功能受到影响了。如"心肾不交"之证，与脾胃升降之枢机失常有着极大的关系。脾虚气陷不能制水，则肾气下陷而不能上交于心，胃气逆升不降，影响于心，心火虚浮而不能下潜于肾，致使升降阻滞，水火分离，则神魂漂浮而不得安寝，脑涨神疲而健忘。

### （二）主体与环境

中医以"和"为期，除追求脏腑等组织器官间的协同、协作关系，更强调人与自然环境的和谐共处，人与外界各种生物的和谐共存。中医从宏观角度看问题，将人体看作一个有机的整体，机体的各部分相互影响、相互协调。因此，中医学在研究疾病时，主要从整体出发，用宏观、综合、系统的方法及实验手段，来研究和认识"有病的人"，注重分析人体功能的失调，认为疾病是在一定病因（同西医学的病因有别）的条件下，外感或内生的病邪，同人体正气相搏，从而导致机体内部和体内外环境之间的平衡协调关系遭到破坏时所呈现的异常状态。治疗上，中医是依靠人体的自身康复能力，用药不过是借以调动人体自身组织康复能力，调整重建体内外的平衡协调关系，强调治疗"有病的人"。如一位南方患者，来北京工作后，便长期咽痒咳嗽，久治不愈。经各种检查后，认为是灰尘螨过敏所致，咨询了很多大夫，均认为无法根治。我用中医学的思维方式，对其进行辨证分析，认为患者从潮湿的南方来到北方后，因为不适应北方干燥含有灰尘螨的气候，以至肺燥失宣，咽痒咳嗽，用清燥救肺汤加减，清热润肺，调整患者自身的适应能力，重建体内外的平衡协调关系，服药 7 日，痒止咳愈，未再复发。

### （三）现象与规律

不论中医，还是西医，研究对象都是人。中医通过对人体外在有形现象的研究，探求人体内在机能的调控规律。外在有形的现象，包括宏观、微观特征及生理、病理指标。中医可利用一切可利用的手段，获取不同层次的、外在有形的现象，并在此基础上，运用形上宏观的思维方式，研究其内在的协同、协调、协作关系。西医利用现代技术，研究人的结构及功能。解剖生物学→细胞生物学→分子生物学，从宏观到微观，看到的是不同层次的、外在有形的现象。人类生命活动的本质，在于人体内在机能的调控规律。现代人应用形下思维理念及现代科学技术，不能演示人体内在机能的调控规律。人体内在机能的调控规律，受外环境和心理因素的影响。人体内在机能的调控规律一旦改变，必将引起人体功能的异常，从而出现病理现象和病理改变（先是功能失调，后是病理改变）。人体某方面的机能调控规律的改变，将引起与其相对应的病理现象和病理改变，同时又进一步加重原有功能的失调，并影响引发新的功能失调（既是病理产物，又是致病因素）。

如今，医学是通过人体外在的、有形的现象，来寻求治病的方法。西医在揭示人体外在有形的现象方面，已经走在了中医学的前面，中医无法与其比拟，但它不能揭示生命活动的本质。中医学在揭示人体外在有形的现象方面，远远落后于西医，但其通过人体外在有形的现象所总结出来的人体生命活动过程中的调控规律，也许就是在揭示生命活动的本质。因为，中医按照自己所总结出来的人体生命活动的调控规律，用形上宏观的思维方式分析诊治疾病，确实解决了很多病理现象和病理改变。西医靠现代科技手段，能够解决的只是外在有形的病理改变，却不太注重探讨总结人体生命活动过程中的调控规律。中医完全有能力运用好现代科学技术，解决自己原来不能解决的微观现象，而西医认为无法解决的病理现象和病理改变，中医也能运用自己所总结的调控方法予以解决。但中医不是所有问题都能解决，这有病已经到了死不治的程度问题，也有中医大夫诊治水平问题。中医要与时俱进，利用好现代科学技术，揭示人体更深层次的外在有形的病理改变（已经有了很大的进步）。西医要善于总结人体生命活动过程中的调控规律（已经有萌芽的趋势，如提出的新的医学模式就是在向中医学的思维方式靠拢）。

### （四）发展与未来

中西医的起始阶段，都对人体做了大体解剖。中医形上宏观思维，注重功能关系的研究；西医形下微观思维，注重组织结构的研究。

西医在大体解剖的基础上，形成了解剖生物学，但是，在医治疾病的过程中，发现疾病不能用解剖生物学解释清楚，于是就做深层结构的研究，形成了细胞生物学。从解剖生物学到细胞生物学，是西医的一大飞跃，当时人们为之振奋，认为只要能够把人类的细胞研究清楚，就能解决人体的所有疾病。但是，在研究了细胞生物学后，发现仍然解决不了人体的所有疾病。当西医发现细胞生物学依然解决不了人体的所有疾病时，于是，又往更深一层的结构研究，形成了分子生物学。从细胞生物学到分子生物学，又是西医的一大飞跃，人们依然为之振奋，认为一旦把人类的基因排序问题解决了，就能解决人类的所有疾病。但是，现在看来还是不行！曾有美国基因学者说：分子生物学，仍不能解决人类所有的病理现象，医学界应该注重从研究结构转向研究功能关系了，这方面中国的中医做得最好。

中医的先人们，站在解剖生物学的基础上，运用形上宏观的思维方式，研究脏腑等组织器官彼此协同协作、互约互制的内在关系。那么，今天有了细胞生物学、分子生物学，中医能不能站在细胞生物学、分子生物学的基础上，依然研究中医？按照中医形上宏观的思维方式，把细胞生物学、分子生物学的知识拿过来，研究细胞之间、分子之间是如何协调工作的。现代中医院校毕业的高级知识分子们，微观知识都掌握得很好，如果能站在微观的层次上再去研究关系，我想应该会有所突破，这也许就是中医未来的发展方向！

# 中医之辨——辨证中的定性与定量

中医是一门理论说明与临床应用功能兼备的医学，早在春秋秦汉时期，中医就已经形成了完整的理论体系，并发展到相当成熟的阶段，后世只是将中医业已成熟、完整的医疗理论体系应用于临床，在临床应用过程中加以演绎和发挥。从仲景以后，历代中医各派名人，只是在临床应用过程中，个人有个人的临床应用体会及特色罢了。伤寒学派，善于运用六经辨证的方法来诊治疾病；藏象学派，善于运用脏腑辨证的方法来诊治疾病；温病学派，善于运用卫气营血、三焦辨证的方法来诊治疾病；经络学派，善于运用经络辨证的方法来诊治疾病。而八纲辨证、气血精津液辨证的方法，则是各个学派在诊治疾病过程中，所必须运用的最基础的方法。

中医治疗疾病，采用辨证论治的方法。辨证的内涵：一为定性，二为定量。八纲辨证、气血精津液辨证、六经辨证、脏腑辨证、卫气营血辨证、三焦辨证、经络辨证，都是中医临床分析、确定患者疾病属性（定性）及程度（定量）的方法，并以此确定正确的治疗方案。对取得好的疗效而言，定性是基础，定量是关键。

## 一、定性

定性就是确定疾病的属性，为中医治疗疾病有效与否的基础，可以用语言和文字来表达，如寒、热、虚、实、瘀、阻、郁等。中医在诊治疾病过程中，首先要确定疾病的属性。中医从业者在广泛搜集病情资料后，以自己善于运用的辨证方法，如八纲辨证、气血精津液辨证、六经辨证、脏腑辨证、卫气营血辨证、三焦辨证、经络辨证等，分析病情资料，从而确定疾病的属性。只有确定了疾病寒、热、虚、实……的属性，才能针对寒、热、虚、实……的属性，确定温、凉、补、泻……的治疗方案。

中医治病，不是针对病名、症状、体征，而是针对疾病的属性。如果泛泛地说："头痛怎么治？""慢阻肺咳喘能治吗？"这是难以确定的，必须见到患者，将其放在患者的整体状态下，运用中医辨证分析的方法，分析确定头痛、咳嗽的属性，才能治疗。

中医研究个体在整体状态下的个性，难以产业化；西医研究群体在特定环境下的共性，易于产业化。若问头痛、慢阻肺咳喘怎么治，此时，头痛、慢阻肺咳喘实际代表的是头痛、慢阻肺咳喘的整个人群。那么，疼痛止痛、咳嗽镇咳，这是西医治病的办法。中医要把头痛、咳嗽放在患者的整体状态下分析，如果确定是寒凝血瘀性头痛、痰热阻肺性咳嗽，那么，散寒活血、清热化痰就是治疗寒凝血瘀性头痛、痰热阻肺性咳嗽的办法，就能达到止头痛、止咳嗽的目的。可见，中医确定的具体治疗方法，不是针对病名、症状、体征而言的，而是针对具体属性的病证而言。因此，中医在确定了疾病的属性之后，就不再考虑病名、症状、体征，只针对疾病的属性确定治疗方案。热者寒之，寒者热之；虚者补之，实者泻之。

笔者曾接诊一位咳嗽3个月余的女患者，通过望闻问切，辨证分析，确定其咳嗽为阴虚火旺、木火刑金所致，给予"六味地黄丸"和"平肝舒络丸"治疗，并要求两种中成药一起吃，早晚各服1丸。可是病人拿到药后，问道："你开的两个中成药没有一个写着治疗咳嗽，为什么要给我开这两个药？"笔者回答："您咳嗽3个多月了，差不多上面写着治疗咳嗽的药，您都用过了，但咳嗽却没治好。今天我就是要用上面没有写着治疗咳嗽的药，来治疗您的咳嗽。"患者服药 3 天而愈。又如：常有病人反馈，说找中医大夫治疗甲病，没有提及乙病，却将乙病也治好了。笔者在治疗一位男性高血压患者的过程中，他主诉头痛，未提及阴囊湿疹的病史。经辨证分析，确定其为肝风上扰、湿热上蒙性头痛，治疗给予平肝息风、化湿清热。服药 7 剂，患者头痛愈，阴囊湿疹亦明显好转。究其原因，其头痛、阴囊湿疹的属性相同，皆因肝风、湿热所致。故此，平肝息风、化湿清热，既止了头痛，又治了湿疹。

可见，中医辨证的目的，是确定疾病的属性；中医的诊断，是疾病属性的诊断；中医的治疗，是针对疾病属性的治疗。"感冒""咳喘""肺炎"都不是中医的诊断，"风寒束表""痰热壅肺""肺失清肃"才是中医的诊断。感冒冲剂不治所有人的感冒，感冒冲剂也不治同一患者所有时期的感冒。

## 二、定量

定量就是确定疾病寒、热、虚、实、瘀、阻、郁等的程度，为中医治病疗效好坏的关键，不能用语言、文字来表达。中医定量是个体特征、时间、地点、环境等因素的动态综合，与现代医学定量的意义不尽相同。现代医学强调共性，其定量常常是针对群体而言，中医强调个性，其定量是针对具体病人的具体情况而言。一个人的定量，不代表所有人的定量；一个人一时的定量，不代表这个人所有时期的定量。中医在治病过程中的每一次定量，都是根据特定病人的具体情况来确定的。

中医辨证的定量，通常是在两个极端的状态中做出的经验判断。真正的急症，往往属于标证，仅表现为一点，需要我们采用一切手段，去积极地抢救治疗，来挽回生命；真正的缓症，往往属于本证，亦仅表现为一点，需要我们给予保健指导。而临床所见患者的状态，绝大部分是在两端的极点之间，即在急与缓、标与本之间的连线上，需要我们去辨证定量，分析出所诊患者的急与缓、标与本之间的比例（即在连线上的哪一点），才能给予针对性的治疗。分析阴阳、表里、寒热、虚实之间的比例亦如此。

半夏泻心汤的临床应用即为一例，如下图所示：

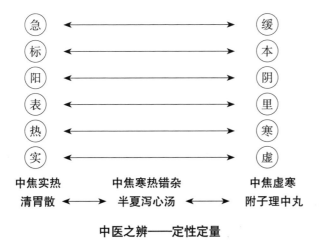

中医之辨——定性定量

临床应用半夏泻心汤治疗中焦寒热错杂证时，需要在辨证的基础上分析出所诊患者的疾病属性为中焦寒热错杂证，同时还要进一步分清寒占几分、热占几分。只有确定了疾病属性的寒热比例，才能据此调配半夏泻心汤中的寒热药的比例，给予正确的治疗。同样是中焦寒热错杂证，由于疾病属性寒热比例的不同，我们在调配半夏泻心汤中寒热药的比例时，也要做相应的变化，才能取得最佳的疗效。

正确判断疾病的寒热、虚实、阴阳、表里等的比例，以及调配相应药物的比例，就非常需要医生丰富的临床经验和悟性。因此，医生用中药为患者治病，不仅要学好中医理论，更重要的是还要会临床应用，才能治好疾病。

## 三、定性与定量

定性，决定中医大夫治病的方向性；定量，决定中医大夫治病的准确性。疾病治疗效果的好坏，定性是基础，定量是关键。

中医院校学习是基础定性教育，临证实诊是定量学习。院校毕业生，只有通过临证实诊，才能提高把握定量的准确性。专科生、本科生、博士生经过院校学习，针对疾病一般都能准确定性，但是，能否比较精确的定量，就必须经过大量的临床实践才可以达到。读书多临证少的人也许能在定性方面夸夸其谈，但见到具体病人，很可能不知所措，不知寒占几分，热占几分，虚占几分，实占几分……这样的医者往往开方不能准确定量，或勉强定量，疗效必不会佳。

师带徒是中医教育必不可少的环节。一天不临证，一天就难以体会中医的内涵。再说"半夏泻心汤"治疗中焦寒热错杂证，这是定性，但是，用于具体病人时，其寒是几分，热是几分，这就需要我们给予准确的定量。寒的成分多，干姜就用的多，寒的成分少，干姜就用的少……虽然说"半夏泻心汤"是一个治疗寒热错杂证的方子，但是在具体应用时，根据病人寒热程度的不同，医生处方的整体方性，可能是偏温性的，也可能是偏寒性的，亦可能是平性的。可见，中医是非常讲究定量的，只是这种定量方式不能够用文字和语音来描述，只能通过医生在处理患者的具体情况时，以处方用量的形式来展现出个体化定量特征。

判断疾病属性（诊断）正确，就一定能治好疾病吗？确定疾病属性正确，只是诊断大体正确。医生在正确判断疾病属性的基础上，只有判断疾病寒、热、虚、实、瘀、阻、郁等的程度（定量），对疾病特征有一个更加细致的把握，才是治好疾病的关键。中医用中药治病，采用辨证论治的方法。医生用药、用量以疾病的属性（定性）及寒、热、虚、实、瘀、阻、郁等的程度为依据，而患者往往没有能力确定自己所患疾病的属性及程度，因此，不能把中药定为非处方用药，让患者依据病名、症状、体征自己选药治病。患者治病，首先应该找到自己认可的中医大夫，让其为自己所患疾病给予准确的定性、定量判断，据此正确选药、准确用量，方能促使疾病向愈。

# 释解"气"与"邪"

《内经》云："正气存内，邪不可干。"正为生存之本能，邪为致病之因素。生命的过程，始终受正邪纷争之影响，正胜者安康，邪胜者患病，扶正祛邪，乃医之道也。

正与邪，中医均以"气"论之，曰正气、邪气。但历版中医教材及相关著作，均从形下思维的角度，诠释"气"之概念及内涵，使人们在学习、思考中医时，总是处在形下物质层面，而倍感迷茫和朦胧！医者，重外邪，认为解表法只是为外感病所设，将《伤寒论》说成是论治外感病的专著。

理清"气"与"邪"之精髓，有利于认识和处理中医临床问题。本人愚钝，释解"气""邪"如下。

# 一、气

人观自然，万物所成。万物斑斓，五彩缤纷，各具特色，有固态、液态之分，有宏观、微观之别，大到目不可括，小到眼不可见。

人应自然，必识万物。识万物之根本，在于了解、分析、掌握万物各自的特点及其发生、发展、变化、存在之规律（道）。

人观万物，皆具四素——象、数、理、气，即小到目不可见的细胞、分子等皆为物，亦具象、数、理、气之四素。

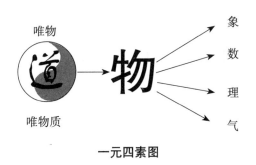

**一元四素图**

人识万物，从象、数、理、气四素入手。物之象，有方形、圆形、多边形等；物之数，有大小、长短、轻重等；物之理，即物之质，也就是我们常说的物质，有生物、植物、矿物等。那么，物之气是什么？

中医教材中气的定义：气是物质的，即指构成自然万物的最基本、最原始的物质，气是构成人体和维持人体生命活动的基本物质。当代哲学界，有人把气定义如下：气是最细微、最流动的物质，以气解释宇宙，即以最细微、最流动的物质为一切之根源。可见，今人把气定义为最细微、最流动的构成自然万物最基本、最原始的物质，这显然是把物之四素中的理（质）与气混淆了。物有物象、物数、物质（物理）、物气四素，物气与物质是并列关系，怎么能说气是物质的呢？这不是将物气与物质变成了等同关系了吗，显然是张冠李戴了。

自然为万物所成，万物皆有用，任何一物存在，就有一物存在的用途。就水杯而言，从物象的角度，有不同形状的水杯；从物数的角度，有不同大小的水杯；从物理（质）的角度，有不同材质的水杯；从物气的角度，可以装水，当然也可以承装其他。杯有杯气、椅有椅气、笔有笔气、墙有墙气、人有人气，物物皆有气，气乃物之功能作用也！

人有人气，中医论人之气，随着对人体不同层次的研究，便有了不同层次的人之气。人气之下，有元气、宗气、卫气与营气。

元气，原来就有，与生俱来的功能，人一出生，就有呼吸、吸吮、心跳、肢体活动等生理功能，为先天之气。

宗气，综合了纳入水谷及吸入氧的功能，为后天之气。

先天之元气，赖后天之宗气不断地供应能量，才能延续；后天之宗气，必须在先天之元气的作用下，才能纳水谷吸氧。元气、宗气，先后天之功能，互为依托，而有生命。

卫气，主外，卫外之功能，使人体适应自然之变化。

营气，主内，造精血津液之功能，使人体五脏六腑、四肢百骸能够不断地得到精血津液的滋养。

"营行脉内，卫行脉外"，应释解为营主内之功能，卫主外之功能。

元气、宗气、营气、卫气之下（人体再下一层的功能），便是精血津液、五脏六腑、四肢百骸之气（功能），如精气、血气、津气、液气、水气、筋气、骨气、皮气、毛气、肉气、脚气、手气、鼻气、牙气、心气、肝气、脾气、肺气、肾气等。

注：

（1）中医教材中有一章讲气血精津液病证，把气跟精血津液并列，显然是层次混淆，应该是气——精、血、津、液，精有精气，血有血气，津有津气，液有液气。

（2）中医教材将营气定义为具有"濡润滋养"的作用，这就与精血津液的作用混淆了，使学习者茫然！营气是具有造精血津液水的功能，而濡润滋养的作用，是营气造出来的精血津液水的功能，显然是层次混淆了！

（3）中医教材中讲道精气又称为"精"，显然又是混淆了。精与精气，不在一个层面上。精为物（微物），物就具备"象、数、理、气"四素，精气指精之功能也。

## 二、邪

邪有内生外感、有形无形之别。外感无形之风、寒、暑、湿、燥、火，皮毛而入，为自然界温度、湿度的变化对人体的影响；外感有形之疫疠，口鼻而入，为自然界之微物（病毒、细菌等）对人体的影响。内生无形之风、寒、湿、燥、火，为浊气；内生有形之痰浊、水湿、瘀血、粪便、尿液等代谢产物，为浊物。内生浊气与浊物，均为脏腑经络、精血津液功能失常而化生。

中医临床治病，需要祛除内生之邪的概率远远多于外感之邪，所以《内经》在谈论治法时，着重强调了"开鬼门，洁净府"。"开鬼门"为解表之法，不仅仅是用于外感病，更多时候是用于散内生之浊气。内伤杂病，由于脏腑经络、精血津液功能失常，总会产生浊气与浊物。治病时，在着重恢复脏腑经络、精血津液功能的同时，还要给内生之邪以出路。如在调治内伤杂病慢性肾衰竭时，在着重补脾肾、调气血的基础上，还要根据具体情况佐以防风、荆芥、桑叶等解表药开鬼门，佐以陈皮、桃仁、大黄等行气、活血、通腑药洁净府，给内生之浊气、浊物以出路，标本兼治，方可使内伤杂病向愈。

# 释解"阴阳""五行""经络"

中医从形上思维的角度，运用先人阴阳、五行、经络之学，释解生命之道。

## 一、释解阴阳

阴阳是对一个事物相对的两个方面的称谓。生活中有方位、趋向、属性、程度四类概念，其特征均为具有相对性，上对下、快对慢、薄对厚等，又如40℃水温对60℃水温是寒，40℃水温对20℃水温却是热。先人在这四类概念之上，设立了总概念——阴阳。阴阳是对事物相对性的称谓，无阴则无所谓阳，无阳则无所谓阴。

## 二、释解五行

自然之象——运圆。

运圆之理——生克。

生，产生了运；克，决定了运的轨迹为圆。

先人，观而细之，述而分之，将运圆的过程分为五个阶段，以"木火土金水"五种自然之象名之，曰"五行"。

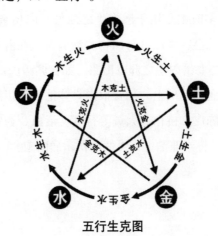

五行生克图

### 三、释解经络

中西医均起步于解剖生物学，中医宏观思维形而上，西医微观思维形而下，二者向不同的方向发展。经络在血管、淋巴、神经等通路之上，我们却在形而下的微观思维的驱使下，认为经络并存于血管、淋巴、神经，甚至把经络置于血管、淋巴、神经之下去研究，怎么会有正确的结果？生命的本源在于"运"，运为生之本，运就要有通路。就自然而言，山川、河流、渠道、田埂等，就人生而言，马路、胡同、过道、门窗等，就人体而言，血管、淋巴、神经、组织间隙、细胞孔等，皆为运之通路。中医整体观，在血管、淋巴、神经、组织间隙、细胞孔等之上，设立了经络这一概念。经络是人体特殊的网络系统，是人体结构的重要组成部分，具有运行全身气血、联络脏腑肢节、沟通表里上下内外、调节体内各部分功能活动的重要作用。经络的功能在血管、淋巴、神经、组织间隙、细胞孔等功能之上，其涵盖了所有与运有关的通路之功能。上层能够解决下层的问题，下层解决不了下层的问题（如能解决就不会成为问题），同时也解决不了同层的问题，更不能解决上层的问题。经络能干其下各个层次不能干的事，针灸有效的根本原因在于调通路、促常运。

# 现代中医诊治疾病的整体模式

谈现代中医，自然要提中医现代化，但要达到怎样的程度，中医才算实现了现代化？以笔者之见，现代化是过程，并不具有最终目的。中医自《黄帝内经》到《伤寒杂病论》的出现，就已经形成了比较完善的医疗理论体系。随后，中医在唐、宋、金、元、明、清各个时期，都完成了他们所在时期的现代化，所以中医才能够流传至今。现今，中医仍有很好的公众认同、需求基础，并逐渐被外国人所重视，就足以说明这个判断。反之，若在任何一个时期，中医未能适应当时的社会，不能够与当时的社会同步发展，中医就不能流传到今天。因此，中医现代化，应是中医适应社会、完善自身、不断向前发展的过程，而不是最终要达到什么特定的目标。

但是，中医发展到今天，在利用现代科学技术方面，确实遇到了许多问题。那么，中医如何利用现代技术来发展自身？现代科技又如何为中医发展服务？中医界人士在诊治疾病的整体过程中，在哪些环节上可以利用现有的科学技术，在哪些环节上还不能利用现有的科学技术？这几大问题正有待于我们当代中医学与科技工作者去解决、去拓展、去创新。本文将从以下五个方面展开讨论。

## 一、当代中医在诊查人体疾病时，要利用一切可利用的现代科技手段，收集各种病情资料

在科技迅猛发展的今天，中医如何利用现有的科学技术来发展自身，是摆在中医界人士面前的一大课题。现代技术手段是人类共有的财富，世界各种医学都应主动利用现代科技手段来检查疾病、收集各种病情资料。在检查收集病情资料的方法与手段上，是不应该分你我的（资源技术共享）。中医界人士要积极主动、"理直气壮"地让现代科技为我所用，西医界人士也不要把现代科技据为己有。

现代医学在其久远的初始起步阶段，其所有的视、触、叩、听检查手段，与中医的望、闻、问、切没有本质区别，都是医家利用自己的感官查找搜集病情资料的方法，只是各具特色罢了！然而，现代医学由于紧跟现代科学技术的发展，积极主动地利用现代科技手段来检查人体的疾病，就延伸了其视、触、叩、听的检查方法，使其有了快速长足的发展，能够不断地查找到更深层次的病理变化。

中医经历了从《黄帝内经》到《伤寒杂病论》的发展后，就已经形成了比较完善的医疗理论体系。在随后两千多年的发展历程中，中医在临床应用方面仍渐进地发展，取得了很多重大成果，但在检查疾病的方法上，仍一直停留在

临床医师的望、闻、问、切上。可是，一些更深层次的病理变化，单凭临床医师感官的直观检查和询问病人的主观感受，是不可能了解到的。因此，从客观需要来说，中医很需要新的现代科学技术的检查手段来延伸我们的感官作用，但在近两三百年间，特别是近几十年，当现代科学技术迅猛发展时，中医界人士却没能很好地利用现代科技手段来发展自身，在检查诊断时还只是停留在一些外在表现的症状、体征上，而不能在更深层次的病变基础上进行诊断。总之，长期以来先是没有先进的科学技术手段可以利用，后是有了先进的科学技术手段却不能积极主动地去利用，这就阻碍了中医学的自身发展及思路的拓展，久而久之，使中医学与现代人之间形成了一种代沟，终致中医学不易被现代人所理解与接受。这正是中医在近几十年处于劣势的症结所在。

中医要发展，首先就要发展检查人体疾病的方法。中医临床工作者完全可以利用现有的科学技术，来延伸自己的望、闻、问、切的检查手段，实现中医在检查疾病方面的现代化，使其与现代医学同步发展。这是目前中医界人士经过自身的努力完全可以做到的事，如在检查、诊断与眩晕有关的高血压、低血压、脑动脉硬化、脑血栓、脑出血、颈椎病等疾病方面，即为一个明显的例子。

但问题的关键在于，用怎样的观点去认识、用什么样的思维方式去分析这些用现代科技手段检查出来的各种结果。实际上，也正是在这点上，体现出了中西医之别。

## 二、中医对检查收集到的所有病情资料，都要按中医的理论和思维方式进行辨证分析

中医工作者利用现代科技手段检查出来的各种深层次的病理结果，与通过望、闻、问、切所收集到的各种病情资料，其性质、作用、意义是相同的。但其后，不论是对能够明确诊断某种疾病的病（如糖尿病、肺心病、急慢性肾小球肾炎等），还是对不能够明确诊断各种疾病的证（如低烧待查、尿潜血待查、各种部位的疼痛待查等），则都应按中医的理论、用中医的思维方式来对患者的整体情况进行辨证分析。

现代医学是在现代科技发展的基础上，沿着解剖分析、实验研究的思路发

展起来的，它从微观的角度对人体的结构（器官、组织、细胞、分子）与功能的研究，取得了突飞猛进的发展。但不可否认，时至今日，西医在利用现代科技手段研究人体生理、病理方面达到的水平，仍远落后于其他当代学科，现代医学尚远远没有发展到能够解释清楚人体生理、病理的水平。所以，现代医学高精尖的检查手段、仪器设备，仍不能确诊所有的疾病。现实是往往面对着大量有明显症状的患者，却查不出阳性体征和相应的理化指标，而无从诊断治疗；即便是可以明确诊断的疾病，往往也不能针对因人而异的体质、生理、心理因素，以及社会、环境因素的不同，而采用各自有别的治疗方法予以解决。

中医医者，则是把现代科技手段所获得的各种病理结果，看作病人的一个或几个临床症候，与用传统"四诊"方法所收集到的各种病情资料放在一起，再根据中医理论进行综合分析，确定发病的机制后，才依据病机有针对性地立法定治。现代中医诊治疾病的整体模式关系可由下图显示：

检查搜集病情资料 —— 能够诊断的病 / 不能够诊断的证 —→ 辨证审机 —→ 立法定治 —→ 治法实施

**现代中医诊治疾病整体模式**

可见，中医辨证的过程，就是对所收集到的各种检查结果（包括利用一切可利用的检查手段），按照中医的理论进行综合分析，确定发病机制的思维过程，而分析审察发病机制，恰是中医诊疗过程中的核心环节。

## 三、辨证审机是中医理论体系的核心

中医理论体系包括 8 个方面的学科：思想方法——整体动态观、阴阳五行观等，生理医学——藏象、经络，病理医学——病机，诊法医学——"四诊"和一切可利用的现代检查手段，判断医学——辨证审机（即审察分析症状、体征，确定发病机制），治疗医学——治则、治法（方药、针灸、手术等一切可利用的治疗手段），临床医学——内外妇儿、针灸、推拿等各种临床学科，预防医学——养生保健。

中医学之所以历数千年而不衰，并在当今传统医学中占有突出的地位，不仅在于它有良好的疗效，还在于它有一个独特、完整且相对稳定的理论体系。这一理论体系的组成部分之间，既有鲜明的联系和渗透，又相互区别和独立。其中辨证审机—确定病机，是这一理论体系的核心部分，它在中医诊治疾病的整体过程中，起着决定性的作用。

### （一）病机的概念

病机是从整体和动态的角度，对患病机体所呈现的病理状态和病理变化的高度概括，是在辨别、分析和综合所有证候（症状、体征等）的基础上，对疾病本质做出的结论。病机是一个综合性的病理概念，它涉及中医病理的诸多方面，从横向看，它概括了病邪、病性、病位、病势等要素；从纵向看，它以正邪斗争为主线，反映了疾病的发生、发展、传变、结局等，包含了整个发病过程的动态变化规律。就适应范围而言，病机可分为两类：①概括程度最高，一般疾病都能适应的基础病机，如阴阳失调、邪正盛衰等，可称为总体性基础病机；②概括程度较低，仅适应个别疾病的特定病机，主要反映脏腑、经络、表里等一定病位的病理状态和病理变化，如风寒束表、心火扰神、湿浊困脾、瘀血阻络等，可称为定位性基础病机。此外，还有单一病机（邪热犯肺、肝气郁结）与复合病机（脾寒肝热、枢机不利、脾肾阳虚、痰瘀互结等）之分。

### （二）辨证审机—确定病机，是中医诊治疾病整体过程中的关键环节

中医诊治疾病的整体过程可分为四个环节：①收集证候，通过"四诊"和一切可利用的现代化检查手段；②辨证审机，即分析审察发病机制；③立法定治，即确立治疗方法；④治法实施，即方药、针灸、手术等一切可利用的治疗方法。前两步是认识、诊断疾病的过程，后两步是处理、治疗疾病的过程。然而，最能体现中医诊疗基本规律的，是辨证审机—确定病机。这是因为中医的诊断主要是病机的诊断，中医的治疗是针对病机的治疗。虽然中医的诊断结论由病名和病机组成，但往往病机是主要的，病名是次要的。因为决定中医治疗疾病的首要因素是病机，而不是病名。例如，对感冒病人，仅诊断为感冒是不够的，因为据此还难以立法定治，只有进一步识别其具体病机（风寒束表、风热犯肺等）才能根据病机立法定治。但仅识别了单一病机，仍然不能设立完整的治疗方案。因为，病人所患疾病的病理机制，往往是复合病机所致，如风寒

束表闭热于内与风寒束表闭湿于内的治疗方案是有别的（分别要用麻杏石甘汤、麻杏薏甘汤）。又如一个冠心病患者，其症情是本虚标实等多种内在病机的外在表现，本虚有气虚、阳虚的一面，又有阴虚血亏的一面，标实有寒凝、血瘀、气滞、痰阻等，故治疗上要标本兼顾，避免使用几种同类药物，却又忽视其他方面。特别是治疗冠心病的中成药，种类众多繁杂，应按其组成、性味、功能加以分类，按类选药，联合应用，如人参归脾丸、生脉饮等补气，冠心苏合丸、速效救心丸等化痰，心血康、复方丹参片等活血。中成药的联合应用与重复用药有着本质上的区别，目前不适当的重复用药现象非常严重，有病人自己按病、按症选药的错误，也有大夫（包括很多没有真正学懂中医理论内涵及应用的中医大夫）按病、按症指导用药的错误，因此把中成药作为非处方药，会造成很多误用误治。

可见，中医辨证审机的实质是确定病机，决定中医治疗疾病的根本依据是病机。《内经》强调"谨守病机""治病必求于本"，即是谓此。因此，在中医临床的诸多环节中，检查的目的在于为辨证审机准备资料，辨证审机的目的是识别、确定病机，而病机结论又是立法的依据，治则是落实立法的具体措施。由此，病机是连接中医诊断和治疗的纽带，既是中医诊治疾病过程中的关键环节，又是中医基础理论和临床各科的交汇点。

**（三）审机定治体现了中医学的主要特色**

所谓中医学的学术特色，是同西医学及其他传统医学比较而言的。对此，现代一般归纳为"整体观念"和"辨证论治"（即"审机定治"）两条。前者属于思想方法，而后者的实质就是如何进行病机分析，从而依据病机立法定治的问题。

中医界常以"同病异治"和"异病同治"来论证中医学区别于西医学的学术特色，因为中医治病，主要不是着眼于"病"的异同，而是着眼于病机的审察。"同病"之所以需要"异治"，是因为病机相异，"异病"之所以会出现"同治"，是因为病机相同。可见"审机定治"能直截了当地概括中医学的这一特色。如用六味地黄丸和平肝舒络丸治愈顽固性咳嗽（病机为肾阴亏损、水不涵木，致肝火独亢、木火刑金、肺失清肃而咳），又如用半夏泻心汤治疗因中焦寒热错杂、枢机不利，引起呼吸、循环、消化、泌尿、造血、内分泌、神经等系统出现的各种病症（包括头痛、眩晕、不寐、咳嗽、哮喘、鼻炎、口疮、胸痹、痞证、郁证、便秘、腹泻及妇儿杂症等），均取得很好的临床疗效（即异病同治）。同样，高血压引起的头痛眩晕、肢体麻痛，又因中医发病机制的不同，而采用补肾健脑、滋阴潜阳、平肝息风、化痰开窍、活血通络、养血柔筋等不同治法给予治疗（即同病异治）。

可见，中医学与西医学在学术上的最大区别，在于认识疾病的角度、方法和对疾病本质的理解不同。西医主要从病灶的局部出发，用微观的分析物质结构的方法及实验手段，来研究和认识人体的病灶、人体的病；认为疾病是由某些生物、化学、物理等致病因子，对人体某一部分的损害，或人体缺乏某些必需物质所致。因而一旦特定病因被查出来了，诊断便确立，治疗便以消除查出的病因为主。中医则主要从整体出发，用宏观、综合、系统的方法及实验手段，来研究和认识患病的人，注重分析人体功能的失调；认为疾病是在一定病因（同西医学的病因有别）的条件下，外感或内生的病邪同人体正气相搏，从而导致机体的内部和体外环境之间的平衡协调关系遭到破坏，呈现出异常状态，而这种状态可有病邪、病性、病位及病势等综合而成的病机加以概括和表述，治疗则是针对病机以扶正祛邪、抑强助弱，重建体内外的平衡协调关系。如一个南方人来北京工作后，由于不适应北京的干燥气候，便长期咽痒咳嗽，久治不愈，经各种检查后，认为是灰尘螨过敏所致，但无良好治法，笔者用清燥救肺汤加味治疗（燥热伤肺、肺失清肃），使其能够适应北京的干燥气候，服药 7 日，痒止嗽愈。所以，"审机定治"这一表述形式，能够紧紧扣住中医认识和处理疾病的关键，从而突出了中西医在学术上的主要区别。

## 四、中医辨证审机定治的思维方式不同，也不具备现代科学要求的统一尺度和标准

中医学研究人体的生理、病理，是在不干扰机体生命活动的前提下，对人体生命活动过程中自然流露出来的生理现象和病理症状，从宏观、整体的角度进行综合分析研究。临床上强调某种症状的出现，与一个人的体质、生理、心

理、生活条件及季节气候、环境等因素有关，其病理证候是生理、心理、社会因素作用于人体生命过程中，表现在整体层次上的状态总和。中医学这种思维方式，强调的是因人、因时、因地的个性，不具备现代科学要求的统一尺度、统一标准，所以说中医在辨证审机、立法定治、遣方选药的环节上，是无法与现代医学标准相一致、相沟通的，所以在这一层面上显然就不宜想当然地妄谈妄评和乱联系中医的现代化问题了。

真正的急症，往往属于标证，仅表现为一点，需要我们采用一切手段，去积极地抢救治疗，来挽回生命；真正的缓症，往往属于本证，亦仅表现为一点，需要我们给予健康保健的指导。而临床所见的病人，绝大部分是在两端的极点之间，即在急与缓、标与本之间的连线上，需要我们去辨证审机，分析出所诊

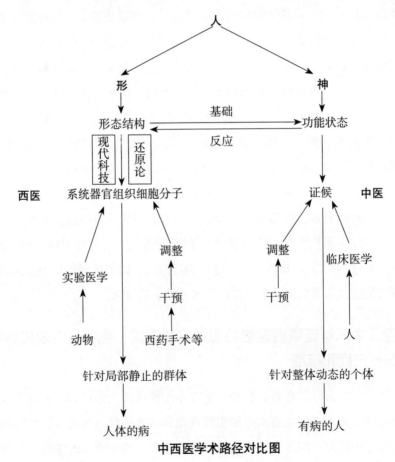

中西医学术路径对比图

病人病情的急与缓、标与本之间的比例（即在连线的哪一点），才能给予针对性的治疗。分析阴阳、表里、寒热、虚实之间的比例，亦如此。如半夏泻心汤用于治疗中焦寒热错杂证，我们在临床应用时，需要在辨证的基础上，首先分析出所诊患者的发病机制，为中焦寒热错杂，同时还要进一步分清寒占几分、热占几分。只有确定了病机的寒热比例，才能据此调配半夏泻心汤中的寒热药的比例，给予正确的治疗。同样是中焦寒热错杂证，由于发病机制即寒热的比例不同，在调配半夏泻心汤中的寒热药的比例时，也要做相应的变化，才能取得最佳的疗效。而正确判断发病机制的寒热、虚实、阴阳、表里的比例，以及调配相应药物比例，就非常需要医师丰富的临床经验和悟性。因此，医生用中药为患者治病，不仅要学好中医理论，更重要的是还要会临床应用，才能治好疾病。

中医学这种辨证施治（审机定治）的思维方式，是无法用现代自然科学的统一尺度、统一标准来衡量的（可视为是一种非线性），这也正是中医学在辨证审机、立法定治、遣方用药的环节上，目前还无法与现代医学直接联系、直接沟通的关键所在。所以说，要解决这种沟通障碍，使中医向前发展，不是中医界自身就能办到的事，显然需要全社会的投入，共同努力，就如同西医的不断发展，是整个社会努力的结果一样。

## 五、中医在给患者实施具体治疗的环节上，可以利用现代科技手段

### （一）任何先进的治疗手段都是人类共有的财富，应积极地应用世界各地的医学成果（资源技术共享）

中医临床工作者对所收集到的各种病情资料，进行综合分析（辨证审机），在确立了整体的治疗方案后，不应拒绝任何先进高效的药物及各种治疗手段。中西医及各种治疗方法，都是为患者治病的治疗手段，中西医大夫均可应用。关键是中医大夫是按照中医的理念，用中医的思维方式来指导应用。任何一种单一的治疗方法，都不可能适应所有的疾病，更不可能适应每个疾病的所有时期。同时，任何一种疾病及疾病的任何一个时期，都不可能只有一种治疗办法

可以应用。要根据病情综合分析，选择最适合病人的治疗方案。如高血压与高血压危象、肿瘤与白血病及肿瘤的不同时期，其最佳的治疗方案是不同的。

**（二）中医在具体治病的环节上，仍需要从事现代科学技术的研究人员按中医治病的理念拓展思路、创新技术，为中医治病提供先进的方法和手段**

如在给药环节上，中医大夫在经过辨证、立法、确定了处方用药及所用药量的比例后，把自己所要应用的方药量输入计算机网络，经过计算机处理后很快就可以拿到所需要剂型的药物，给患者使用。这就需要中药房工作计算机化，也需要中医大夫与中药房电脑联网应用。这是目前还未能做到的事，但只要有人肯给予资金投入，再经过现代科技人员与中药界人士共同研究，在不远的将来则是完全可以做到的事。

总之，从事中医临床工作的中医界人士，目前能够做到的就是积极、主动地去利用现有的科学技术手段，来检查疾病、实施治疗、评定疗效、判断预后。而中医发展，目前更需要的是从事现代科学技术的研究人员，要了解中医理论精微深奥的内涵，为实施中医现代化不断拓展思路，发展、创新相应的科学技术，使其能够有利于深入地阐明中医理论的本质，更好地为中医学向前发展服务，而不是一味地强调让中医临床工作者盲目地去利用目前还没有达到能够解释中医理论本质的既有科学技术。有些根本不了解中医内涵的人大谈中医落后、中医不科学，曾有人说："中医界的朋友们，赶快努力吧！再不搞好中医现代化，你们将被社会所抛弃，现在，连研究基因学的人，都在研究你们中医学了。"试问：研究基因学的人研究中医学，外国人看到中医的临床疗效后投巨资研究中医学，这难道不是中医界的一大幸事吗？谈何"将被抛弃了"呢？而一旦研究有所收获，难道不是中医学的现代科技化吗？一方面，要求中医自身的发展，去符合他们主观的要求和他们定下的条件、标准；另一方面，又不允许中医使用他们自认为是属于他们专权的现代科技手段，强制性地把中医限制在传统的范畴之内，以此来让中医实现符合他们要求的"现代化"。试问这样做公平吗？科学吗？中医是门科学，中医确实要实现现代化，但正确的方针和道路是：一方面，中医应该被充分利用现有的一切先进的科技手段来发展自身；另一方面，一切真正想了解中医，又真想推动中医现代化的人，都应该用自己所掌握的资金、知识、技能，来研究中医精微深奥的内涵，共同使中医事业不断地向前发展。

## 附：对中医现代化的新认识——周鹰答记者问

2002 年在北京举办的中医发展论坛上，主讲人周鹰就中医现代化的发言，颇具新意，不同凡响，引起了与会者的普遍关注。为此，记者特意采访了周主任，请他进一步阐述自己的观点。

**记者**：中医现代化是目前人们谈论较多的话题之一，那么，您认为实现中医现代化的目标是什么？为什么您说中医现代化只是一个过程？

**周鹰**：这是个有必要深入探讨的问题。中医从《内经》《伤寒杂病论》的出现，就已经形成了比较完善的医疗理论体系。随后，在唐、宋、金、元、明、清各个时期，中国古代的医学家们都有所创新、有所发明，完成了他们所在时期的现代化，因此，中医学才能够流传至今，其内容越来越丰富完善。如果中医在任何时期，不能够适应当时的社会，不能够与当时的社会同步发展，实现适合当时社会的现代化，中医就不会流传到今天。所以，中医现代化是中医适应社会、完善自身、不断向前发展的过程，而不是最终要达到的目标。

**记者**：请问中医发展到今天，现代中医应如何利用现代科技发展自身？

**周鹰**：我认为，在科技迅猛发展的今天，中医应充分利用现有的科学技术发展自身，这是摆在现代中医界人士面前的一个课题。现代科技手段是人类的共同财富，世界各种医学都应主动利用现代科技手段来检查疾病、收集各种病情资料，在检查收集资料的方法手段上，是不分你我的，资源技术是共享的。中医界人士应积极主动、"理直气壮"地让现代科技为我所用。现代医学的初始阶段，其视、触、叩、听的检查手段，与中医的望、闻、问、切没有本质的区别，都是医务工作者利用自己的感官，查找收集病情资料，只是各具特色罢了！然而，现代医学由于紧跟现代科技的发展，积极主动地利用现代科技手段检查人体的疾病，这就延伸了视、触、叩、听的检查方法，使其有了快速的发展，能够不断找到更深层次的病理变化。中医在数千年的发展历程中，在临床应用方面不断地发展，取得了很多重大成果，但在检查疾病方面变化不大。我们应该清楚地认识到，一些更深层次的病理变化，单凭临床医师感觉器官的直观检查和询问病人的主观感觉，是不可能了解到的，这就必须借助现代科学技术的检查手段来延伸我们的感官作用。现在，中医界人士对利用现代科技手段发展自身做得还不够，许多人仍停留在对一些外在表现的症状、体征上进行辨证，而不能在深层次的病变基础上辨证。这就阻碍了中医学的自身发展及思路的拓展，造成了中医学与现代社会的隔阂，使中医不易被现代人所理解与接受，这恰恰是中医在近几十年处于劣势的症结所在。中医要发展，首先要在检查疾病的方法上实现现代化，要利用现有的科学技术，来延伸自己的望、闻、问、切的检查方法。只有实现中医在检查疾病方面的现代化，才能使其与现代医学同步发展。但问题的关键在于用什么样的观点去认识，用什么样的思维方式去分析这些用现代科技手段检查出来的各种结果。

记者：按照您的观点，应该如何认识和分析现代科技手段检查出来的各种结果呢？

周鹰：我认为，中医对现代科技检查收集到的所有病情资料，要按中医的理论、思维方式进行辨证分析，中医工作者利用现代科技手段检查出来的各种深层次的病理结果，与通过望、闻、问、切所收集到的各种病情资料，其性质、作用、意义是相同的。不论是能够明确诊断的某种疾病，如糖尿病、肺心病、急慢性肾小球肾炎等，还是不能够明确诊断的某种症状，如低烧待查、尿潜血待查、各种部位的疼痛待查等，都应按中医的理论，用中医的思维方式，对病人的整体情况进行辨证分析。换句话说，中医工作者应该把现代科技手段所获得的各种病理结果，看作病人的一个或几个临床证候，把收集到的各种病情资料放在一起，根据中医的理论进行综合分析，确定发病的机制后，才能立法定治。辨证的过程就是中医对所收集到的各种病理结果，按照中医的理论进行综合分析，确定发病机制的思想过程。

记者：请问中医的辨证论治是否能用现在科技的尺度来衡量？

周鹰：中医学研究人体的生理、病理，是在不干扰机体的生命活动的前提下，对人体生命活动的过程中自然表现出来的生理现象和病理症状，从宏观、整体的角度，进行综合分析研究。临床上强调某种症状的出现，与一个人的体质、生理、心理、生活条件及季节、气候、环境等因素有关。其病理证候是生物、心理、社会因素作用于人体生命过程，表现在整体层次上的状态总和。中医学这种思维方式，强调的是因人、因时、因地的个性，不具备现代科学要求的统一尺度、统一标准，所以中医在辨证审机、立法定治、遣方用药的环节上，是无法与现代医学沟通的，当然也就谈不上统一的标准尺度了。

# 试解学用《伤寒论》之要

学习《伤寒论》，背诵是必要的，但不能死背死用。《伤寒论》成书以后，历代医家为其注疏立说，极大丰富了其内涵与外延。但是，历代亦有很多医家死背、死用《伤寒》之方，强调张仲景之方多一味不行，少一味也不行，多一克不行，少一克也不行，必须原方、原味、原量使用。笔者粗读《伤寒论》，今试论其学用之要。

## 一、释解伤寒

张仲景为什么将自己的著述称为《伤寒论》？六淫邪气，包括了风、寒、暑、湿、燥、火，那为什么不说"伤湿论""伤火论"，而是选用"伤寒论"？因为，张仲景是以人感受寒邪为切入点，谈不同个体状态的人，感受寒邪以后的异常状态及治疗方法。

那么，张仲景为什么又只以感受寒邪为切入点呢？因为，受寒邪而病，是我们听到遇到的，最普遍、最常见的社会现象。常听说，受寒得病了，而说受热、受湿……得病则相对要少得多。冬季，受寒邪自不用说了；夏季，盛暑天热，人们往往因贪凉受寒而病，如开窗、吹空调、吹风扇、冒雨、冲凉水澡等，尤其以开窗、吹风扇或空调、不盖被子睡着了的时候，最易受寒而病。因为首先，这时的状态随着睡眠的加深，阳气内敛，抵抗外寒的能力减弱；其次，随着夜深，环境的自然温度也在不断下降，寒气逐渐加重。这样，二者共同作用，易使人体感受寒邪而病。受寒，可以使人体机能失常而病，或使原有病变加重，或在原有病变的基础上又出现新的病症。所以，张仲景以人们最易感受寒邪的"寒"为切入点，著书立说，谈不同个体状态的人感受寒邪之后的异常状态及处理办法。

中医的治病，以"证"为核心；中医的诊断，是"证"的诊断；中医的治疗，是针对"证"的治疗。"证"是致病因素与人体相争，所反映出来的异常状态。虽同为感受寒邪，但由于感受寒邪的个体状态不同，其临床反映出来的异常状态——证，亦是千差万别。不同的个体状态，在不同环境下，感受寒邪以后，其证候转归不同。受寒以后可能出现寒证、热证、虚证、实证等等。本为阳盛体质的人，在盛暑天热气候时，贪凉受寒，得病就会迅速热化，等到医生处看病时，已是一派热象了。从病因学的角度来说，贪凉受寒，虽是导致其得病的原因，但从病机学的角度来说，其证候已完全是热证了，治疗当然就要按热证施治。同样，阴盛体质的人，在隆冬寒冷气候时贪凉受寒，得病就会迅速寒化，等到医生处看病的时候，仍是一派寒象。从病因学的角度来说，贪凉受寒，是导致其得病的原因，从病机学的角度来说，其证候仍是寒证，治疗就要从寒证施治。体虚、体实、体湿、体燥等就不逐一而说了。

人体感受寒邪以后，寒化、热化、虚化、实化、湿化、燥化的转化速度，取决于病人的个体状态，及所处环境的气候条件。伤寒一日、二日、三日……只是一个发病的过程，不能受现代思维影响，把这些日子具体化，而是要看病人的个体状态和病机的转变。得病一日，由于病机转变迅速，可能已经到了"三日"的临床状态，那就得按"三日"的证机去治疗，而不能教条地强调得病一日，就得按"一日"治疗。同样，得病三日，由于病机转变缓慢，可能还在"一日"的临床状态，那就得按"一日"的证机去治疗，而不能教条地强调得病三日了，就得按"三日"治疗。由此可见，张仲景就是以"人易感寒"为切入点，谈不同个体状态的人感受"寒邪"以后的异常状态及治疗方法，故著述曰《伤寒论》。

## 二、六经"常态"与"病态"

如今，我国在综合国力强大的同时，一定要注重文化、注重思维方式，才能把中国的文化真正地传播出去，让世界认识到我们思维方式的优越性，才能真正地强大起来。谈到文化，自然离不开传统文化，当代的教育家、哲学家冯友兰提出：一个是"照着讲"，一个是"接着讲"。"照着讲"就是依据古代圣贤的本初意蕴，实现真实性的把握与传承；"接着讲"就是在把握经典本蕴的前提下，面对时代问题，回应时代呼声，使传统经典接地气、有人气。国家对中医越来越重视，重视是不是就一定能做好？我认为重要之处在于中医的思维方式和理念，如果思维方式、理念不对，可能会起到相反的作用。

在所有辨证方法中大家普遍认为六经辨证最难理解，而《伤寒论》以六经辨证为理论基础，论述的是六经的病态及治疗方法。可现代中医教材和教学中，缺乏六经常态的内容，这样学习《伤寒论》，就相当于学现代医学没学生理就直接学病理，当然不好懂呀！所以临床上就出现了"死记硬背《伤寒论》"的现象。为了使大家更容易理解六经辨证，我通过六经病态反推出了六经常态，知道六经常态就更容易理解六经病态。

《伤寒论》开篇讲"太阳之为病，脉浮，头项强痛而恶寒""阳明之为病……""少阳之为病……"说的是太阳有了病、阳明有了病、少阳有了病会出现什么样的症状，然后怎么治疗，直接呈现的是病态及治疗方法。实际上，如果已经学习和了解了太阳之常、阳明之常、少阳之常……也就是说学了"常态"，再去学"病态"，就很容易理解了。那么，六经的"常态"是什么？中医是形而上思维，西医是形而下思维。中西医都提到功能，但是中医是形之上谈功能，西医是形之下谈功能。中医在治疗疾病时，重在通过调整功能来恢复形之常态，西医则重在通过修复结构来恢复形之功能。

对于现代的中医，我认为有三个理论体系：第一个是纯形上的理论体系，以六经理论为代表；第二个是形上和形下混合的一种理论体系，以藏象学说为代表；第三个是纯形下理论体系，以生理解剖为代表。如何具体去解释这三个理论体系呢？比如藏象学说既有形上又有形下，把"心主神明"的功能定为形上，"心主血脉"是通过解剖认识到心脏与血液循环的关系就是一种形下；又如大肠的传导功能是形下，功能上可以看得到；脾主运化是形上，结构上则看不到。六经理论属于形上的理论，是把人体所展现出来的所有功能进行归纳分类的方法，根据人体各自不同的功能特点分为三阴三阳（先分为阴阳，阴又分三，阳又分三）。如我们经常会说，肝的特点是体阴用阳。实际上，形上思维都是体阴用阳，三阴是"体"，三阳是"用"。以三阴为主体，三阳只是三阴的"用"，这是三阴的一种功能的表现。虽然说三阴也是功能分类，但是三阳是在三阴正常的情况下所展现出来的功能，更外一层的功能。

这里先讲三阴，三阴是人体本身的自主的、原本的功能。

需要强调一点，中医的生理就是一个"运"字，正常的运转就是健康状态。如果不"运"了，那就是病了，那就是"滞"，停滞住了。所以中医的病理就是一个字——"滞"。

"运"有三个要素：第一是动力，第二是能量供应，第三是调节机制。这三个功能如果正常，人体就会正常运转。如果其中一处出现了问题，运转就会出现障碍，障碍以后就会停滞。"动力"指的是什么？用六经来解释少阴就是那个"运"的动力，当"少阴之为病"就会"脉微细，但欲寐"，对应藏象学说指心和肾。"能量供应"，就是太阴，对应藏象学说就是脾和肺。"调节机制"，则指厥阴，对应藏象学说归属于肝。如果这三个要素其中之一出现了问题，《伤寒论》中均有相应的治疗方法。如动力系统出现问题，一方面是气，一方面是阳，"少阴之为病"的代表方剂是麻黄附子细辛汤。治疗"太阴之为病"的方子，我认为《伤寒论》中没有一个太合适的，而李东垣的《脾胃论》总结得特别好。厥阴的调节机制出现了问题以后，我认为乌梅丸是非常有效的方子，这个是别的方子代替不了的。《伤寒论》记载："蛔厥，乌梅丸主之，亦主久泻。"很多人仅把乌梅丸作为一个治疗蛔虫的方子，实际上现代蛔厥的病人很少见，而久泻的病人却很多，乌梅丸应该作为一个"治久泻"的常用药。但在临床上，三阴致病往往是合起来致病，治疗时需要找到其中一个切入点。所以说一定是三阴为体，是本身自主的一个功能，三阳是三阴之用，三阴正常，三阳的功能才能正常。

对于三阳功能的理解，我认为太阳之能是开阖，阳明之能是排泄，少阳之能是枢机，是一个调节机制，它是在厥阴正常之上的一个功能。

太阳之能的开阖，开是麻黄汤，阖是桂枝汤。开阖具体指什么？指的是皮肤的开阖，鬼门的开阖。如果用卫气营血的理论来描述，开阖功能就是卫气的功能，即对外的、属阳的功能。因为人生活在自然当中，外界的一切变化，人体要随之调节，那么这个调节功能就叫"阳"。这个调节功能的强弱，取决于体质的好坏，也就是三阴状态的好坏。开阖不只是皮肤的开阖，不只是一个表皮的开阖，膀胱的开阖，人体内血管壁的开阖，血管壁、细胞膜的通透性都归于开阖，这是一个普遍存在的开阖功能，这样我们才能够把"太阳之为病"的膀胱蓄水和膀胱蓄血解释清楚。人体往往感受外界最多的就是寒邪，寒邪的作用是寒凝、收敛，寒邪对人体的影响，最具普遍性、广泛性。打个比方，当寒邪来袭的时候，我们把门窗给关严了，势必造成内外空气的不流通，使内在的浊气散不出去。所以当人体感受寒邪的时候，卫气起而抗之，将寒邪往外推。卫气既有开又有阖的功能，当卫气抗争，就是把"门窗"打开，不能把"门窗"关得太严，如果卫气战胜了外界入侵的寒，就不会得病，也就不叫寒邪；如果卫气没有战胜寒，人体就会得病，侵入人体成为寒邪，这个时候就需要用主开的麻黄汤，把"门窗"打开。风邪的特点是主疏泄、主开，当人体遇到了风邪，会使"门窗"开得过大，这个时候卫气又起而抗之，发挥卫气阖的功能，不能让"门窗"开得太大，如果卫气阖的功能不能正常发挥，不能够战胜风邪，人体就得病了，这个时候就需要用主阖的桂枝汤。桂枝汤中的桂枝就是助卫阳，主阖，帮助卫气发挥阖的作用。桂枝是一味甘、辛、温的药，温助卫阳，辛散，甘阖。所以桂枝和麻黄的根本区别也在于桂枝是以温阳为主，以甘为主，再配上白芍的酸收，主阖；麻黄以辛为主，主开。所以桂枝汤的方性是"阖"，麻黄汤的方性是"开"。

因此，"太阳之能"我使用"开阖"来解释，表皮的开阖、膀胱的开阖、肛门的开阖、血管壁的开阖、细胞膜的通透性等一切开阖都可以归入太阳开阖之能的范畴。

理解了太阳为开阖之功能，就不难理解阳和汤的组方立意了。我们讲阳和汤治疗阴疽。阴疽没有红肿热，是一种阴寒性的疖肿。现在有许多人用阳和汤来治疗静脉曲张效果比较好。其实阳和汤更重要的是治疗下肢的水肿，特别是对淋巴循环、血管壁功能障碍引起的水肿。如下肢肿甚，而病人却口干舌燥，舌体瘦小，舌红少津，脉沉细或弦细，这种水肿用利尿药一点用都没有，往往是越利尿口越干舌越燥，肿却不消。这种水肿属于阴虚水肿，肿的原因是血管壁开阖失常，组织间的水液不能回流到血管内。而阳和汤方中大量的养阴药，以补阴液为主，其中小量的桂枝、麻黄发挥开阖作用，打开血管壁，使组织间的水液回流到血管内。把《伤寒论》中的膀胱蓄水和膀胱蓄血归到太阳篇里，用开阖去解释就明白了。

阳明之能，就是排泄。只要大便秘结，肠道里的粪便不能正常排下来，就是阳明病，代表方是承气类。在临床上，遇到病人主诉大便秘结的时候，是不是就一定用承气方？不是。便秘是阳明病，但是这个阳明病，往往是一个标证，更多的可能是太阴阳明病。脾的运化功能不好，尤其是平时贪凉、嗜食肥甘厚味且活动量又少的，腹胀，大便黏腻不畅，不易排出，就是太阴阳明病。我们虽然分而论之，分析病情时分主证、次证，但是对于一个整体的病人来讲，往往是几个病机合在一起致病，只是有主次而已。关于排泄的问题，排泄不畅是太阴运化不好，有没有厥阴的疏泄调节不好、少阳的疏通不好？都有。所以，不能一见到便秘就用通便药，一定要整体去考虑。阳明的功能是排泄，但是这个功能往往会受到其他方面因素的影响，如排泄的动力足不足，动力不足可能使心衰的病人大便排不出。阳明是排泄，少阳是枢机，起疏通或者调节机制的作用。我们讲的时候是分而论之，但是我们对待病人的时候是一个整体，要合而用之。

## 三、举方说法

学《伤寒论》，不背是不行的；死记硬背但不能活用，是万万不行的。《伤寒论》成书以后，历代医家为其注疏立说，多如牛毛，极大地丰富了《伤寒论》

的内涵，仲景当为之欣慰！但是，历代亦有很多医家，死背死用《伤寒论》之方，强调仲景之方，多一味不行，少一味也不行，多一克不行，少一克也不行，必须原方、原味、原量地用，仲景应为之哭泣！

张仲景所著《伤寒论》，通篇都是在举方说法，而不是在讲一个方子怎么治病、治什么病。张仲景讲的是在什么情况下，应该怎么办。如病人在风寒束表的情况下（单一病机），要用发汗解表法，可用麻黄等辛温药以发汗解表散寒，代表之方——麻黄汤；如病人体内热盛（单一病机），要用清热法，可用石膏等寒凉药以清解里热，代表之方——白虎汤。那么，如果一个病人体内有热，又外受寒邪，以致风寒束表、闭热壅肺（复合病机）呢？治疗上，还是要用麻黄等辛温药外散风寒，用石膏等寒凉药清解内热，代表之方——麻杏石甘汤。

运用麻杏石甘汤时，如果病人感受寒邪过重，一味只用麻黄，则散寒解表力度不够，亦可加入桂枝等辛温药，加强其散寒解表的力度；如果里热过盛，一味只用石膏，则清热的力度不够，亦可加入知母等寒凉药，加强其清热的力度；如处盛暑易汗之季，或受寒邪较轻，用麻黄发汗太过，亦可以换成香薷，或防风、荆芥；如病人体内为湿热，亦可把甘寒之石膏，改成苦寒之黄芩、黄连等药。总之，方变但法不变，仍是外散风寒内清热。这样，就可以把麻杏石甘汤，看成是用麻黄等辛温药解表散寒，用石膏等寒凉药清透内热。其代表的是两个法——外散风寒、内清热，而不是一个方。法不变，方可变。同样，大青龙汤与麻杏石甘汤，亦是法同方异。法同：均是外散风寒内清热。方异：前者，寒闭重，热壅肌间肢体，以发热恶寒、身痛烦躁、无汗为主症；后者，寒闭轻，热壅于肺，以咳喘、有汗、无大热为主症。故前者重用麻黄六两，并加用桂枝、生姜，重解寒闭通络，以利石膏清透内热；后者重用杏仁，以利肃肺平喘。二者，方异法同。又如，一个病人体内有湿，又感受了寒邪，以致风寒束表、闭湿于内（复合病机），又怎么处理呢？治疗上，在散寒的环节，要用麻黄等辛温药解表散寒，在除湿的环节，用苍术或薏苡仁等药燥湿健脾、利水渗湿，代表之方——麻黄加术汤、麻杏苡甘汤。两方亦代表外散风寒内除湿之法。若湿重，一味苍术或薏苡仁祛湿的力度不够，则可两味都用；如觉祛湿的力度还不够，亦可再加或换用茯苓、车前子等除湿药。方虽变，但法还是这个法——外散风寒内除湿。那么，阴虚之人感受风寒、气虚之人感受风寒，以及血虚、血瘀之人感受风寒，又应该怎么处理呢？当然是辛温散外寒，兼有气虚益气、有阴虚养阴、有血虚补血、有血瘀活血，演绎融会，这样就一通百通了。

中医本身就是组方治病，学方是学组方的方法。正所谓"神用无方谓之圣"，遇病辨证，依证立法，依法立方。张仲景的《伤寒论》通篇都是在举方说法，读《伤寒论》，如能悟到这一点，在熟读、熟背的基础上，方可于运用中融会变通，演绎无穷。

## 四、保脾胃治杂病

张仲景之方中用草、姜、枣，占到三分有二之上，其目的在于"保脾胃"。肾为先天之本，脾为后天之本。先天之本，父母给予，其好，希望更好，其坏，希望变好，而更好、变好之路径，就是调理后天之本——脾胃。

治病用药，全赖脾胃吸收，方可起效。如口渴之人，饮冰水致腹胀，胃内水声震响，渴却不解，何故？所饮之水，没有被吸收，没有被利用。

治病用药，最忌碍脾伤胃。用药再好，脾胃一伤，皆不得效。越是用滋补药、寒凉药、攻伐祛邪药，就越要配合使用保脾胃之药。一则，防止所用之药伤脾碍胃；二则，促进所用之药的吸收起效。故张仲景用方，多配草、姜、枣，除这三味药自身的治疗作用外，更重要的意义在于保脾胃、促吸收、增效用。

## 五、"伤寒"与"温病"

中医分析问题的基本思想之一是体阴用阳。体为阴，用为阳。阴为阳之体——热伤阴（耗阴），阳为阴之用——寒伤阳（闭阳）。人体阴阳强弱、寒热虚实，决定患病的属性及程度。

人易感寒，热必伤津，湿滞蕴热。

伤寒学说以"人易感寒"为切入点，运用"六经"辨证法，论治杂病。

温病学说以"热必伤津""湿滞蕴热"为切入点，运用"卫气营血""三焦"辨证法，论治温病。温病，乃杂病之一也。

寒邪袭人，因受寒之人，素体阴阳强弱、寒热虚实之不同，可患寒证、热证、湿证、虚证、实证，亦可患寒热虚实湿夹杂之证。

温热证，先有热，后伤津，热为本，津伤为标；湿热证，先有湿，后蕴热，湿为本，热为标。所谓湿热，一定是先有湿，后有热。若热在先，则必伤津。

笔者于临床应用过程中，体会卫气营血辨证适合于论治温病之温热证，而三焦辨证则更适合于论治温病之湿热证。故卫气营血辨证，就是以"热必伤津"为切入点，论述温热证发病过程中，热及伤津的程度和治疗办法；三焦辨证，是以"湿滞蕴热"为切入点，论述湿热证发病过程中，湿热滞留的位置及湿与热的程度和治疗办法。

卫气营血辨证分析温热证：温热证在津伤之前，为"卫气"阶段，一旦发展到了津伤的程度，便进入了"营血"阶段。热轻在表——卫分证，热盛在里——气分证，津伤轻浅——营分证，津伤重深——血分证。温热证，在"卫气"阶段，用辛凉甘寒之药，清解热毒即可；一旦发展到"营血"阶段，则必加滋阴凉血之品，方能解病。卫、气、营、血之间没有明显的界线，是温热证发展的渐进过程。犹如"火上煮粥"的过程，锅中的水和米，初感有热的阶段相当于卫分证；锅中水和米，大热翻滚，水渐少的阶段相当于气分证；锅中水渐少，水、米逐渐变稠的阶段相当于营分证；锅中水继续减少，水和米成粥甚至开始焦煳的阶段相当于血分证。

三焦辨证分析湿热证：湿邪易滞，阻塞气机，蕴久生热。湿热滞于上焦，壅肺，或闭阻心包、心窍；湿热滞于中焦，困脾、阻塞肠胃，或壅阻肝胆；湿热滞于下焦，壅肾，流注膀胱。湿热为病，治之最难。因湿要温化，热要凉清。除湿，若温化太过，则助热；清热，若寒凉太过，则助湿。故准确判断湿滞蕴热的程度，湿占几分，热占几分，据此调配温化、凉清药物的比例，是治疗湿热证的关键。

## 六、运圆与流派

运圆，是东方思维的精髓。运圆，是构建中医理论的思想基础。运圆思维的特点在于，运而圆，圆而运，循环往复，运行不断。中医成熟完整的医疗理论体系，充分体现了运圆思维这一特点。这正是中医流派的纷争——都能治好病，又都不能治好所有人的病，却都能自圆其说的原因所在。

就治病而言，任何一种疾病，从任何一个角度论治，理论上都能说通，但疾病在治疗阶段，只有一个切入点是正确的。如五行运圆论头痛，不管是从肝木切入，还是从肾水切入，或是从心火切入，用五行生克、制化、胜复、乘侮的理论，都能说通头痛的发病机制。虽然从理论上都能说通，但具体病人的具体头痛，论治的切点，只有一个是正确的。若是肝木亢盛所致，那就只有从肝木亢盛论治，才能见效。

中医辨证的目的在于运用中医的整个理论体系，分析、确定具体病人具体病症的论治切点，而不是从一个论治切点入手，去论治所有病人的所有病症。只有长期临证，才能不断提高准确判断论治切入点的能力。

中医运圆，博大精深，没人能肩负中医的全部。因此，才有了各家之长，流派之别。各家互补，流派共筑，医之幸！民之幸！

# 开阖——解太阳中风与伤寒之治

## 一、中风与伤寒

太阳病，发热，汗出，恶风，脉浮者，名为中风。

太阳病，或已发热，或未发热，必恶寒，体痛，呕逆，脉阴阳俱紧者，名为伤寒。

中风与伤寒之"中""伤"二字，皆为受到侵袭之意。受到风邪侵袭者，名为"中风"；受到寒邪侵袭者，名为"伤寒"。

风性疏发开泄，主开，袭于人体，胜于卫阳，则为风邪；寒性凝滞收敛，主阖，袭于人体，胜于卫阳，则为寒邪。卫阳，人之卫外之正气，司腠理、汗孔之开阖。腠理，肌肉、皮肤之缝隙。腠理、汗孔，人之气、液内外交流之门户。人之代谢，产生浊气与浊物。浊物，二便排之；浊气，腠理、汗孔排之。腠理、汗孔，人之最大的排泄器官。腠理、汗孔，开之过度，外邪入内，真气外泄，病之；腠理、汗孔，闭之过度，体内浊气不得外排，亦病之。

风袭于人——主开，卫阳起而抗之——主阖。卫阳胜于风，腠理、汗孔开阖有度，则体康无病；卫阳败于风，则腠理、汗孔开泄过度，出现"发热，汗出，恶风，脉浮"，名曰"中风"。

寒袭于人——主阖，卫阳起而抗之——主开。卫阳胜于寒，腠理、汗孔开阖有度，则体康无病；卫阳败于寒，则腠理、汗孔闭阖过度，出现"或已发热，必恶寒，体痛，呕逆，脉阴阳俱紧"，名曰"伤寒"。

## 二、桂枝汤与麻黄汤

太阳中风，阳浮而阴弱，阳浮者，热自发，阴弱者，汗自出。啬啬恶寒，淅淅恶风，翕翕发热，鼻鸣干呕者，桂枝汤主之。

太阳病，头痛，发热，身疼，腰痛，骨节疼痛恶风，无汗而喘者，麻黄汤主之。

桂枝汤——主阖。桂枝，辛、甘、温，为君。辛主开，甘主阖，温助卫阳。桂枝于人体，其功以助卫阳，司开与阖为能。生姜，辛、温，于方中，助桂枝温卫阳之能。芍药，酸、微寒，酸收、寒凝，主阖，于方中，减桂枝、生姜辛开之能，助桂枝甘缓主阖之用。甘草、大枣，甘平，皆主阖，助桂枝、芍药甘缓、酸收主阖之能。故此，桂枝汤，助卫阳，主阖，以抗风伤于人之开泄过度，而治中风。

麻黄汤——主开。麻黄，辛、苦、温，为君。辛开，苦泄（主开），温助卫阳。麻黄于人体，其功以助卫阳，司开为能。杏仁，辛、苦、温，与桂枝于方中，皆助麻黄之开。甘草，甘、平，于方中，防开之过度。故此，麻黄汤，助卫阳，主开，以抗寒伤于人之闭塞过度，而治伤寒。

# 第二部分

# 医学心悟

为学日益，为道日损。

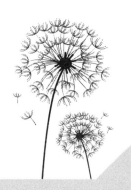

# 我释"无极生太极，太极生……"

从古至今，人们都把"无极生太极（有极），太极生两仪（阴阳），两仪生四象，四象生八卦……"说成是宇宙万物的生成演化过程，认为"无极"是万物生成以前的混沌时期，"太极"则是由"无极"孕育着"有极"出现的时期，进而演化，分生"两仪—四象—八卦—……"，以至宇宙有了我们人类所能看到的万物万象的缤纷世界。

"无极生太极，太极生两仪，两仪生四象，四象生八卦……"果真是说宇宙世界的演化过程吗？非也！

宇宙混沌，人在其中。人类为了认识宇宙、适应自然，就要总结归纳自然宇宙的运转变化规律。人观宇宙，茫茫无际，曰"无极"；人观宇宙，其象有别，曰"太极（有极）"；进而，将有别之象，按其属性，二分归之，曰"两仪（阴阳）"；再细分归之，便有了四象、八卦……可见，"无极生太极，太极生两仪，两仪生四象，四象生八卦……"只是人类认识宇宙、总结归纳自然宇宙运转变化规律的方法而已。而"无极生太极，太极生两仪，两仪生四象，四象生八卦……"的"生"字，非孕育生化之意，应解为"进而分之"。

# 生命的本质

生命的本质在于人体内在机能的调控规律，现代人的思维理念及现代科学技术，还无法解释及演示这种内在机能的调控规律。内在机能的调控规律受外环境和心理因素的影响，这种内在机能的调控规律一旦改变，必将引起人体功能的异常而出现病理现象和病理改变（先是功能失调，后是病理改变）。

人体某方面机能调控规律的改变，将引起与其相对应的病理现象和病理改变，同时又进一步加重原有功能的失调，并影响引发新的功能失调（既是病理产物，又是致病因素）。

当今医学（中西医）是通过人体外在的、有形的表现，来寻求治病的方法，却不能揭示生命的本质。现代医学在揭示人体外在有形的表现方面，已经走在了中医学的前面，中医学无法与其比拟，但它不能揭示生命的本质。中医学在揭示人体外在有形的表现方面，远远落后于现代医学（已经研究到了基因），但其通过人体外在有形的表现，所总结出来的人体生命过程中的调控规律（至今不被现代人所认可），也许就是在揭示生命的本质，只是现代人由于脱离了那个时期的文化背景而不能理解（因此，需要营造培养传统文化的氛围）。

中医学按照自己所总结出来的人体生命调控规律，用自己的思维方式分析诊治疾病，确实解决了很多病理现象和病理改变，而现代医学却做不到。现代医学靠现代科技手段，能解决的只是外在有形的病理改变，却不注重探讨总结人体生命过程中的调控规律。

中医学完全有能力运用好现代科学技术解决自己原来解决不了的问题，而西医学认为无法解决的病理现象和病理改变，中医学却能运用自己所总结的调控方法给予解决。但不是所有问题中医学都能解决，这有病已经到了死不治的程度问题，也有中医大夫诊治水平问题。

中医学要紧随现代医学，利用好现代科学技术，揭示人体更深层次的外在有形的表现（已经有了很大的进步）。现代医学要像中医学那样，善于总结人体生命活动过程中的调控规律（已经有萌芽的趋势，如提出的新的医学模式就是在向中医学的思维方式靠拢）。

# 走进中医之路径

2009 年 7 月 6 日，一名北大学生拜访于我，以求突破学中医不能深入之瓶颈。余思之，认为只读书，没有临证机会，是这名学生不能真正"走进中医"之瓶颈。

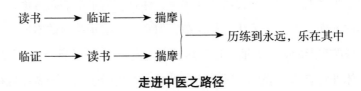

**走进中医之路径**

读书，可以了解更多的知识点；临证，则为所了解的知识点提供了应用的机会。了解的知识点，只有在临证过程中不断地应用揣摩、揣摩应用，才能真正体悟到其临床的应用价值，使其转化成自己所能应用的知识，以便更好地应用于临床。

临证，可以印证自己所了解知识点的应用价值，使其转化成自己所能应用的知识；读书，则为自己在临证过程中提供了更多的知识点，才能够全面、系统地分析问题、解决问题。临证，可以发现还有很多解决不了的问题，需要去读书，了解更多的知识点，以便解决原本解决不了的问题。

有了读书的经历，在临证过程中，才能有知识点可用；有了临证的经历，在读书过程中，才能知道哪个知识点可以解决哪个问题。只有不断读书、不断临证，不断临证、不断读书，并在此过程中不断地揣摩，才能不断地提高、不断地深入。

学中医，如果想"走近中医"，做一名宣传中医、普及中医之士，读书即可。

学中医，如果想"走进中医"，做一名中医临床工作者，则需要读书、临证，缺一不可。读书—临证—揣摩，临证—读书—揣摩，是从事中医这个行当的人，提高发展的唯一路径，并要以此为荣、以此为乐，历练终身。

# 中医学是临床应用医学

中医是一门成熟的科学，成熟的概念，就好比一个已经长大成人的人，再要求其长大，已是不可能的了。成熟的年代是什么？春秋秦汉时期。《内经》的出现，中医的理论、中医的思维方式已经至善至美，后人只是演绎、应用。看谁会用，谁用得好，谁更能给病人解除疾苦，谁就成为大医、名医。所以说，中医是临床应用医学，我们能会用，就已经很不错了。从张仲景的年代至今，后世的名贤们，只是个人有个人的临床应用体会，对中医宝库做些内容的填充而已。

张仲景善于用六经辨证的方法来诊治疾病，张景岳善于运用脏腑诊察的方法来诊治疾病……这都是在成熟完整的中医理论指导下，诊治疾病，只是他们演绎、应用的水平高于一般的医生而已。历代医家在应用过程中，不断地应用、不断地揣摩，应用、揣摩，揣摩、应用，不断地总结再应用，应用再总结，碰上有所体会的，为中医填充一点东西。到后代的医家，特别是近几十年不到一百年，便没有填充什么东西了，为什么？因为人们已经不相信中医是科学了，已经不按照中医形上宏观的思维方式去做了，脱离了中医的本原。中医是成熟的医学，成熟的东西，就不该谈什么突破与发展了。提高临床应用中医的能力，为患者解除疾苦，才是现今中医工作者们应尽的职责。

# 中医临床教育新模式

中医后继无人、后继乏术的形式万分紧迫。中医理论虽然有了很大的发展，中医院校的毕业生也在不断地增加，但是，真正能够按照中医学的思维方式，把中医理论应用于临床的中医大夫，却是越来越少。

我平时接触到的住院医师大多只从事病房的临床医疗工作，不从事门诊医疗工作。这对于西医院校毕业的住院医师的培养是科学的，也是对病人的负责；但是，对于中医院校毕业的住院医师而言，这种培养方法是否合理呢？现在中医病房的医疗管理模式，基本等同于西医病房。中医病房的医疗工作，大部分是西医的处理方法。中医院校毕业的住院医师，刚刚步入临床工作，还没有把所学到的中医理论，在临床医疗实践中消化吸收，他们还没有能够真正领悟中医理论精微深奥的内涵在临床实际应用的价值。在他们还没有打下牢固的中医根基时，就首先步入完全"西医化"了的中医病房，他们为了完成病房的临床医疗工作，不得不用全部的精力学习、掌握、运用西医知识。这样，他们实际上是很快就步入了西医队伍，从而使这些中医院校培养的毕业生，最终不能真正成为中医临床工作者，这是中医临床教育的悲哀。

我所设想的中医临床教育新模式：中医院校毕业的中医住院医师，在做五年住院医师期间，只允许从事中医门诊医疗工作！在考下执业医师执照之前，跟本院的老中医专家抄方，进行"师带徒"式的学习。抄方之余，看书、学习、总结专家经验，体会中医理论应用于临床的奥妙，同时准备执业医师考试。有执业医师执照之后，上午仍跟老专家抄方，下午可出普通门诊，进行中医临床尝试。五年后，晋升为中医主治医师后，带着扎实的中医功底，从事病房住院医师工作，但享受主治医师的待遇，同时还要定期以中医主治医师的资格，从事中医门诊的医疗工作。这种模式有助于中医住院医师的理论提高和经验积累，在保证中医基础的前提下，又兼顾了现代医学中必不可少的西医知识。

我觉得这种中医临床教育新模式的施行迫在眉睫！"救救中医"要从培养、造就、保护中医的接班人做起。若不尽快纠正在医院临床当中"西化"中医住院医师的旧模式，中医的接班人将被扼杀在摇篮中。

# 学用中医的境界

## ——人者师也，当今世界舍我其谁

第一重境界：人者师也。孔夫子说：三人行，必有我师也。我说：人者师也。孔夫子是圣人，三个人里就有一个是老师。我不是，我是是人就是我的老师，我不仅跟人学，还跟动物学。我最爱看《动物世界》，看《动物世界》会有很多的体会。虚心地去学，努力地去学，认认真真地去学，谁都是我的老师。你从他身上学到知识了，他是你的老师；你从他身上借鉴到东西了，他也是你的老师；他做得不对，你借鉴了，他也是你的老师。正反面都是老师，所以说"人者师也"。

第二重境界：当今世界，舍我其谁。我最强，就得有这种气魄，前提是什么？"人者师也"是基础，如果没有这个基础，"当今世界，舍我其谁"那是虚狂。这也是为什么我一再强调要敢看病，就是要在病人面前一定要有气势，不能唯唯诺诺。医患关系中一定是医为主导，病人对医生有依从感，对医生信服，病才好治。病人先把大夫"拿下来"了，这病治不了。

# 如何学习中药学

想要提高临床疗效，掌握好中药是一项基本功，但是，由于中药药物种类多，性能功效各不相同，或同中有异，内容抽象复杂，既涉及中医基础理论，又涉及临床病症，如果在学习过程中，不注意学习方法，往往容易张冠李戴，混淆颠倒。如何学好中药学呢？下面浅谈几点体会，供大家参考。

## 一、结合中医理论学习

中药是在中医理论指导下认识和使用的药物。中药学理论同中医的理论是统一的。例如，中医的病因中有风、寒、暑、湿、燥、火六淫，中药相应有祛风、散寒、解暑、祛湿、润燥、泻火的功效；八纲辨证中有表、里、寒、热、虚、实、阴、阳八大证型，中药相应有解表、温里、清热、散寒、补虚、泻实、滋阴、壮阳的功效；中医有气病、血病、痰病等，中药也有理气或补气、活血或补血、化痰等功效等等。所以，学好中医理论，才能理解和记忆每一味中药的功效和应用。例如，黄芪能补气升阳，用于脾肺气虚或中气下陷之证，按中医理论就可以推断出中气虚会有食少便溏、气短乏力及脱肛、子宫下垂等一系列症状。此外，黄芪"有汗能止""无汗能发"的功效，按中医理论就可以理解"有汗能止"的汗是卫气虚的表虚自汗，用黄芪能益卫而固表止汗；"无汗能发"的无汗是气虚的表虚夹有表邪，因而发汗不出，用黄芪能补气，则表邪随汗而解。这样去理解和记忆黄芪的功效和应用就容易了。可见，用中医理论来指导学习中药学，是学好中药学的一个先决条件。

## 二、学好总论和每章药物的概说部分

有些同学对《中药学》教材总论和每章药物的概说部分不够重视，认为它仅仅是泛泛而谈，做一般性介绍而已，在后面的主要内容中还会讲到，因此认为，学不学、记不记无所谓，其实这种看法和认识是不正确的。《中药学》总论是对中药学这门学科的一个最扼要的概述，既介绍中药学的发展源流，同时也阐述中药学的基本理论，如性味、归经、升降浮沉、有毒无毒，还阐述中药应用的一般原则。学好总论，对各论各章节以及每一味药物的学习都有极大的帮助。所以有人说，学好《中药学》总论就掌握了中药宝库的钥匙。

各论中每章节的概说部分，是从该章节所有药物中概括出来的共性和要点，应当下功夫首先弄通、理解和掌握，只有把这部分内容弄通了，才容易理解每章节药物的性味、功效和应用。例如解表药，明确了表邪有风寒、风热之别，因而解表药的适用范围就清楚了，具体药物的效用也就容易理解和掌握了。又如化痰药，首先明确痰的成因、痰的分类及痰的表现形式，这样选择药物时就有的放矢了。总之，要学好《中药学》，必须首先学好总论和每章节药物的概说部分。

## 三、运用归纳的方法掌握各类药物

中药品种繁多，怎样掌握和记住各类药物呢？通常是运用归纳的方法，逐章逐节逐类分别加以记忆，先掌握其共性，后掌握其个性，从而达到纲举目张、条分缕析的境地。

首先要分别记住各章节的内容，层层归纳，渐渐深入，如可将解表药归纳如下：

（1）解表药分发散风寒药和发散风热药两类，注意每类药的特点（性味、功效、适应证）。

（2）发散风寒药和发散风热药各有什么药。

（3）掌握了每类药的特点和有什么药以后，再进一步记住各药特点，如发散风寒药中，麻黄长于发汗平喘，桂枝长于温经通阳，紫苏长于行气宽中，并解鱼蟹毒，生姜长于温中止呕，香薷为夏令解表药，长于和中化湿解暑，荆芥长于祛风透疹，防风长于祛风湿解痉，羌活长于祛风胜湿止痛等等。

（4）掌握各药特点后再分析剂量和使用注意点。剂量方面要特别掌握好剂量比较小的和特别大的药及有毒、作用峻烈的药。使用注意点方面要注意使用宜忌、生用或制用、先煎或后下、煎剂或入丸散剂、有什么相反相畏的药不能同用等。如麻黄发汗力强，幼儿或体弱者、老年人常用量为 1.5 g 左右；胡荽及柽柳外用熏洗可用 30 ~ 60 g；其他药物一般常用量为 3 ~ 15 g；荆芥芳香不宜久煎；苍耳子过量易导致中毒；牛蒡子气虚便溏者忌用等。每章节均可按这样的归纳方法进行归纳，反复学习，就可以将整个《中药学》重点内容记住了。

## 四、运用比较的方法掌握各个药物特性

在掌握了逐章逐节逐类归纳的药物后，就可以进行药与药之间的比较。药与药之间的比较就是根据药物的特点进行共性与个性的对比，将功效相同的药物进行综合比较，从而明确其共性，区别其个性，在掌握共性的基础上区别其个性。这种综合比较的方法分以下两种情况：

一种是在同一章节内对功效相近的药物进行综合比较，比如苍术和白术相对，苍术运脾，白术健脾；白术又有生白术和炒白术，两者比较，炒白术健脾，生白术运脾；生白术跟苍术比对，苍术运脾，生白术还是健脾，这完全就是一个度的问题。

另一种是药队对比学习，比如祛寒温阳滋养阴血药的学习。常用的温肾药队有：①附子、肉桂、干姜；②仙茅、淫羊藿、补骨脂；③杜仲、续断、狗脊；④菟丝子、巴戟天、肉苁蓉；⑤鹿茸、枸杞子、龙眼肉；⑥制何首乌、熟地黄、阿胶；⑦龟甲、鳖甲、女贞子。

第①队药物，以大热温燥消除阴霾见长，其性均升散，短期运用就能起到明显的温燥助气化之功。但其秉刚燥之体，久用能伤阴耗血，且现代研究也发现，附子、肉桂可扩张肾小球动脉，但长期运用能加速肾功能减退，故临床上多采取早期、短期运用的办法。

第②队药物，温肾气，助肾阳，温而不燥，性质平和，可以长期服用，对于疾病的慢性过程是很适宜的。故临床上短期运用附子、干姜、肉桂峻补肾阳后，即选择第②队药物缓图其功。

第③队药物，补肾阳，活血脉，散寒湿，而性质柔和为其特点。其中，续断、狗脊补肾活血的作用显著，对于肾气不足而兼有瘀血征象，腰痛、排尿困难、舌暗有瘀点、脉不流利者，用之为宜；生杜仲偏温而性升，除温肾气、助

气化之外，还具有生发之气。

第④队药物，以平补肾气、阴阳并调为特点。其性质更为柔润，温肾气并能补益肾阴，开始由阳转阴了，经过适当配伍，肾阳不足、肾阴亏虚者均可运用。

第⑤队药物，偏于补阴精。

第⑥队药物，完全是补阴血的药。

第⑦队药物，不只滋阴且都偏凉。

这也是一个阴阳的转化过程，我们根据病人不同的阶段选择用药。一是药物之间对比学习，二是药队之间对比学习，处处贯穿着阴阳理念。

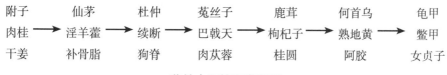

**药性由阳转阴举例图**

## 五、把药物的性味、归经、功效、应用等有机地联系起来，全面理解和记忆

每一味药物的性味和归经，与它的功效、应用是密切相关的。如防风味辛与祛风发表作用相关联，味甘与缓解痉挛抽搐相关联，归膀胱经是因风寒表证归太阳病范畴，归肝经是因肝主风、主筋，故防风祛风解痉，能治疗破伤风痉挛抽搐。辛、微温，说明防风的祛风发表作用可用于外感风寒证。微温则表明温热之性较弱，所以如果配伍清热药用，亦可以用于外感风热之证。这些说明要将药物的性味、归经、功效、应用有机地联系起来，全面分析，才容易理解和记忆。

## 六、根据中成药学习中药

我刚做住院医的时候，经常去中药房，看中成药说明书，比如有个叫心律宁的药，顾名思义就是治疗心律不齐的药。有人跟我说这个药治疗心律不齐效果特别好，我一看说明书，就一味苦参碱，做过一期、二期临床试验，是从药理学角度来说这个药。那对于我们学中医的来说，一定要有中医思维。苦参碱是从苦参里提炼出来的，我们首先要想到苦参的药性是什么？苦寒燥湿，止痒。我们学苦参的时候学到其能治疗一些湿热性的皮肤病、妇科带下病，开药的时候肯定想不到将苦参用到治疗心血管疾病、心律不齐这些疾病上。当时我跟同事说这个药一定是治疗心动过速的心律不齐，如果属于心动过缓、心气不足、寒气较重的，这个药解决不了。他说不可能，这个都做过临床试验。我说我可以先试试用，在临床上我就主动去用这个药，比如脉动数的心律失常、中医辨证属湿热扰神的心律不齐，我就用这个药，效果很好。如果是属于心悸、气短、脉沉缓无力的患者，用了这个药以后反而会更不舒服。这就是中医的特点，就是辨证用药的特点，这提示我们在用药性的基础上用药理。这样，我们就增加了一个知识点，再开方的时候遇到这种心动过速、脉数、舌苔黄腻，按中医辨证属湿热扰神者，在治疗的时候把苦参加上，效果非常好。所以有时候中成药会给你提出一些令你意想不到的问题，然后带着问题查遍所有的书，才能全面了解这个问题，从中找出解决这个问题的正确办法。

最后，还要强调的是，由于中药学内容多，涉及面广，尽管采取较好的学习方法，还得付出辛勤的劳动，反复比较、理解和记忆，才能加深印象，融会贯通。总之，"旦旦而学之，久而不息"，持之以恒，锲而不舍，是能够学好中药学的。

# 如何看待中药的毒副作用

从前，人们普遍认为中药对人体没有毒副作用，因此可以任意选用、长期服用；如今，有些人又因关木通等药可以损伤人体肾脏的一些临床报道，而谈

"龙胆泻肝"等含有关木通的中成药色变，避之不及。其实，两种观念都是人们对中药应用上的误解。笔者就如何看待中药的毒副作用，略谈拙见。

## 一、一切中药对人体都有不同程度的毒副作用

中医本身就是利用药物的"毒性"治疗疾病。正如《周礼》所说："医师掌医之政令，聚毒药以共医事。"然而，中医对药物毒性的认识，是指药物的偏性，即热药有热毒、寒药有寒毒等等。药物的偏性（毒性），正是中医用药治病的依据。因为中医是在辨证的基础上，用药之偏性，治人之偏差，如热病用寒药，寒病用热药；虚者补之，实者泻之等。如辨证不准，用药不当，则会使寒者寒之，热者热之，虚者损之，实者补之，所用之药，自然会对人体产生毒副作用。如《医法圆通》所说："病之当服，附子、大黄、砒霜皆是至宝；病之不当服，参芪、鹿茸、枸杞皆是砒霜。"

因此，我们要面对现实，承认不仅"关木通""龙胆泻肝"，在用之不当时，可以造成人体肾脏的损害，而且，一切中药，如不能够准确地把握其应用的标准、尺度（中医药的标准、尺度），均可对人体的不同脏器，造成不同程度的损害。这就如同人们早已认识到西药有毒副作用，而不能任意、长期服用一样，中药同样也有毒副作用，也同样不能任意、长期服用，中药应在中医大夫正确的指导下应用。

## 二、中医用中药可避免其毒副作用的出现

早期的中医在治病的过程中，发现不仅用药不准可以对人体产生毒副作用，即使用药准确，也常常是治此碍彼。因此，在长期临床用药的实践中，中医总结出了一套非常完整的理论体系。这就是中医学用中药治病，采取"君、臣、佐、使"的复方制剂，从而提高了药物的治疗作用，避免了药物的毒副作用。可见，中药在几千年的应用过程中，给人们留下安全有效、没有毒副作用的良好印象，并非中药本身之功，而是中医用中药之功。

### 三、有关中药毒副作用的临床报道，非中医药本身之过

应用中药产生的毒副作用，在于用药的人没按中医理论体系指导临床用药。甚至，有根本就不懂中医药理论体系的人（包括那些根本就没有真正学懂中医药理论及临床应用的所谓的中医大夫），按症状、按西医病名，胡乱地用中药给病人治病；也有病人自己按症状、按病名，选药治病。脱离中医药学辨证论治的理论体系，用中药治病产生的毒副作用，怎么能够将责任归罪于中医药本身呢？

### 四、通晓中医理论的人，才能正确使用中药为人治病

中医治病，是针对人体的气血阴阳、寒热虚实的病理机制，选用相应中药的偏性治疗疾病，而不是针对病名、症状选药治病。以感冒为例，要用中医的理论分析其病机是风寒束表，还是风热犯肺，是风寒束表、闭热于内，还是风寒束表、闭湿于内等等。病机不同，治法用药就不同。因此，感冒清热冲剂绝不能治疗所有人的感冒，也不能治疗一个病人所有时期的感冒。用药不当，必将产生毒副作用。感冒的治疗，尚且如此，何况那些发病机制十分复杂的急慢性疾病呢？！只有通晓中医理论，按中医的思维方式用药，才能避免中药毒副作用的出现。因此，把中药作为非处方药，让不懂中医理论的大夫或病人任意选用，会造成很多临床上的误治。

"关木通""龙胆泻肝"对人体肾脏的损害，非"关木通""龙胆泻肝"本身之过，而是那些违背中医理论，长期乱用"关木通""龙胆泻肝"减肥、泻火、排毒之类的人的过错。如不解决违背中医理论乱用中药的问题，而只是一味地封杀"关木通""龙胆泻肝"，今后必将还会不断地出现更多其他中药，对人体不同器官损害的临床报道。

# 如果中医灭亡一定不是毁于中药

## ——谈"中医毁于中药"

现在网络上有种观点认为"中医毁于中药",我不认可这一观点。我认为如果中医灭亡,一定是亡于中医思维的丢失。中医博大精深,是一门非常有包容性的学科,她可以把任何物品作为中药。

医家喜用道地药材,因为其品质更佳,效果更好,医生用起来更得心应手。在参加学术研讨会讨论道地药材的问题时,很多人都说,中医疗效不好是中药质量不好。我一直不赞成这个观点,人们都认为以前野生的中药效果好,但是以前的中医大夫也有医术高低之别。如果说现在的中药质量不好,但仍然有医生治病的疗效很好。所以说,中医疗效的好坏还是用药人的水平问题。用药人的水平取决于他对中医的理解,是不是用中医的思维理解的问题。如前文谈中药毒副作用也是这个问题。中药之功在医不在药,中药之过在医不在药。还是那句话,药之当用,砒霜为至宝,药之不当用,人参、鹿茸皆砒霜。

中医自古以来就包容性非常强,她认为一切物品都可纳入中药的范畴,我们接触到、了解的物品是中药,以前没接触过、没用过的物品,在接触到以后的应用过程中仍然能把它纳入中药。比如冰片、乳香、没药都是从外域而来,它们是如何成为中药的?一定是中医在应用的过程中体会到它的药性,总结后将其纳入中药队伍里的。

如今我们有大量的现代药品可用,包括青霉素等抗生素。我不拒绝使用抗生素,但我绝不滥用抗生素。医家们总结出抗生素基本属于苦寒药、清热解毒药。我认为清热解毒作用最强的是青霉素。抗生素中有些偏重于清热解毒,有些偏重于祛湿热解毒,如青霉素偏于清热解毒,沙星类则偏于祛湿热解毒。中医用药性解病性。中药的药性是在临床应用的过程中总结出来的,而不是实验研究出来的。如医生遇到一个证属热毒的病人,给他使用了青霉素,结果效果很好，医生就会有一个认识，青霉素有清热的作用，那么其药性就偏寒。反过来医生再遇到一个证属寒湿的病人，使用青霉素，结果病情加重，说明青霉素是凉药，所以说药性是中医经过大量的临床应用总结出来的。

有很多年轻大夫跟我聊天时抱怨："我们跟您没法比，我们也想像您这样，但是我们在病房有指南，不能不按指南做，否则出了事故我们负不起这个责任。不仅是我们负不起这个责任，主任都负不起这个责任。"我说我在病房也按照指南做，但是我会在用药之前给病人四诊合参进行中医辨证。比如一个肺炎的病人，从诊断来说符合西医的诊断，但是收集四诊以后我还会再做一个中医的诊断。中医的诊断是病机的诊断，以确定疾病的寒热虚实等。比如用青霉素治疗痰热壅肺型肺炎，首先一定是要符合西医肺炎的诊断，用青霉素看其效果；同样另一个肺炎的病人是属于寒湿型的，其西医诊断还是肺炎，还使用青霉素，再看其疗效。如此，就可以总结出这个药的药性了。

我刚毕业在一家基层医院做中医门诊大夫的时候，一次门诊来了一位红肿热痛的丹毒患者，一看就是血管炎的热毒证，我便给予其800万单位的青霉素输液。开单后输液室不给输，说我怎么这么大胆子。那时候青霉素用量一般是40万单位、80万单位，最大也就320万单位，我一下给用了800万单位，我说这个病人绝不会出问题，我就敢双签字。一定记住中医不拒绝任何东西，一切都可为中医所用。最好的清热解毒药是什么？到现在我仍然认为是青霉素，但是它唯一的缺点就是要做皮试，不然遇到过敏的人真会出问题，现在人不愿意用青霉素就是因为过敏。

所谓的抗生素耐药性，就是你去判断这个病人一定是寒凉转为寒湿了，所以你再怎么用也没效果。曾经有一个病人因外伤脑出血到某医院治疗清除血肿后，肢体功能恢复了，但这是一个创伤，需要预防感染治疗，医院就给他用了很多抗生素。同时这位病人又做了一个眼科手术，还要预防感染，继续输抗生素，最后腹泻不止，医生告诉家属这位病人必须进重症监护室，这就是寒凉过了。我认为用抗生素耐药并不是因为细菌发生变异之类的原因，是体质不对了，用过了。现在我们中医整体的水平确实不如过去了，原因在哪？就是因为我们没有了中医思维，我们的思维都变成了"肺炎1号""肺炎2号"，在看病人之前，就什么病对什么药了，而把辨证的这个环节给去掉了。我始终认为中医"统一"之时就是中医灭亡之日，这是我 20 多年前说的话。我一直在跟很多人争论这个事。中医若亡，亡什么？就是亡的这种思维。

# 中药研发不能脱离中医药学的思维方式

《中药现代化发展纲要》的制定，体现了党和政府对中药产业的重视，说明党和政府已经认识到中药产业是我国国民经济和社会发展中一项有较强发展优势和广阔市场前景的战略产业，应当利用科技进步和科技创新，促进中药产业的持续发展和不断创新，构筑国家现代中药发展体系。《中药现代化发展纲要》为"创新体系"，应为"发展体系"，发展是过程，包括继承与创新。创新是用中医药学的思维方式，按照中医药学发展轨迹的创新。

制定《中药现代化发展纲要》的愿望是好的，但是，用什么样的思维方式指导中药现代化发展方向，关系到中药产业的发展。我们知道目前存在着中医药学和西医药学两种医学模式，他们的思维方式截然不同，在这里有必要加以阐述，以便阐明按照中医药学的思维方式研发中药的重要性。

长期以来，人们在做中西药学的对比时，总是说中医药学是宏观知识，西医药学是微观知识，而恰恰是做这种对比，也使人们总是错误地认为中医药学是传统的、落后的。西医药学的初始阶段，所掌握的医药学知识也是宏观知识，如西医视、触、叩、听检查手段，与中医的望、闻、问、切没有本质的区别，都是医家利用自己的感官查找搜集病情资料，只是各具特色罢了。然而，西医由于紧跟现代科学技术的发展，积极主动地利用现代科技手段来检查人体的疾病，就延伸了其视、触、叩、听的检查方法，使其有了快速长足的发展，能够不断地查找到更深层次的病理变化。人们看到西医药学利用科技进步和科技创新，使西医药学知识从宏观向微观渐进发展，总是不断地出现新观点、新理论、新概念，而中医药学总是停留在宏观知识上，所以是传统的、落后的。因此，应当利用西医药学的研究方法研究中医药学，使中医药学知识也向微观的方向发展，才是先进的、科学的。

我认为，中医药学与西医药学的根本区别不在知识的宏观与微观上，而在于思维方式的不同，即在"道"，不在"术"。也就是说中医药学与西医药学，均可利用一切技术手段获得宏观知识与微观知识，但是他们对所获得宏观知识与微观知识认识的思维方式不同。中医药学的思维方式为"宏观的思维方式"，他们对待科学知识的态度是"宏观知识，宏观对待；微观知识，宏观对待"。西医药学的思维方式为"微观的思维方式"，他们对待科学知识的态度是"宏观知识，微观对待；微观知识，微观对待"。不论是宏观知识，还是微观知识，中医药学总是把它放到整体状态下，运用系统分析的方法，沿着整体功能调控的研究方向发展；而西医药学总是运用还原分析的方法，沿着解剖结构的研究方向发展，得到的知识越来越微观。中医药学在微观知识方面，远远落后于西医药学，但他完全可以利用现代科学技术，弥补自身在微观知识方面的不足；西医药学也开始意识到宏观思维的重要性，因为它是现代医药学的发展方向。因此，中医药学在思维方式上——"道"，优于西医药学；西医药学在利用科技进步和科技创新方面——"术"，优于中医药学。

中药研发，应当用中医药学研究的思维方式，指导利用现代科技，促进中药产业的发展与创新，才能保持中药的特色与优势，使中药产业持续有序的向前发展。如果利用西医药学研究的思维方式，指导利用现代科技，促进中药产业的发展与创新，最终将会丢掉中药的特色与优势，使中药西化。

《中药现代化发展纲要》没有明确阐明用什么样的思维方式指导中药现代化发展方向。用不同的思维方式，指导中药现代化发展，将会使中药现代化，向不同的方向发展。那么，今天在以"微观的思维方式"为主体，构成现代人主要思维方式的社会背景下，如不强调用中医药学"宏观的思维方式"指导中药现代化发展方向，中药现代化将会沿着微观的方向发展。用"微观的思维方式"指导中药现代化发展，必定会用研究发展西药的方法，研究发展中药，制定出符合西药疗效标准的所谓"中药疗效标准"，并以此标准，开展中药筛选、药效评价、安全评价、临床评价、不良反应监测及中药材、中药饮片、中成药的生产技术、工艺和质量控制研究，最终将会使中药西化，得到的不是新中药，而是新西药，就会丢掉中药原本的优势与特色。

中药现代化为中医药学理论体系内的现代化，绝不等同于中药西化。中药现代化，应在中医药学"宏观的思维方式"指导下，制定出符合中药内涵的疗效标准、质控标准，并依靠科技进步和技术创新，研究开发具有中药内涵及自主知识产权、符合中医药的疗效标准及质控标准的中药创新产品。如按照中医药学理论，应用中医药学宏观的思维方式，积极开发各种物质，总结其性味归经、功能疗效，使其成为"新中药"，这里包括岳凤先老师提出的"西药中药化"。

中医、中药是完整统一的学科。医药不分，是中医药学的特色。中医药学是几千年来，一代代中医大夫，在临床实践中，按照中医药学的思维方式，不断总结发展起来的一门完整的、不可分割的、临床实践性很强的学科。中药是中医大夫依据中医药理论和临床实践创造的配方，不是药学家的实验室产物。中药的气、味、归经等特性，清、温、补、泻等功效，是由临床大夫对药物使用情况而确定的，同样也不是药学家在实验室决定的。因此，中药研发的基础条件是临床，中药疗效是中医大夫临床经验的总结，其疗效显现的程度，在于中医大夫的应用水平，如六味地黄丸，不同水平的大夫应用，其疗效会有很大差异。因此，中药必须由训练有素的中医大夫应用，方能显现出《中药现代化发展纲要》所要求的疗效确切。脱离中医药学发展的思维方式，只在实验室里怎么能够研究出疗效确切的新中药产品呢？

中药只有在中医理论指导下应用，才能称为中药，才能显现出确切疗效，才能保证使用安全。宣传推广中医药学宏观的思维方式，利用科学进步与科技创新，培养确实懂得中医药学理念、掌握中医药学知识及应用的中医药学人才，把中医药学的理念、知识、思维方式推向国际，才能提高中药的国际地位与竞争能力。否则，即使开发出所谓的"现代化新中药"，也会因为不按中医药学理念应用，产生如滥用小柴胡、龙胆泻肝等经典药方一样的，无法想象的不良后果。

总之，中药现代化发展，应以中医药学的思维方式作为指导思想，利用好现代科学技术和科技创新，使中药研发保持中药的特色与优势，沿着中医药学的发展轨迹持续发展与不断创新。

# 医病不失人情
## ——结合临床经验品读《不失人情论》

我之所以要讲《不失人情论》这篇医古文，是因为我从这篇文章中获益匪浅。最初在学校学习时，并没有深刻的体会。工作 5 年后，晋升主治医师时，要考医古文，有了临床经历，再读这篇文章，对它的理解，就比原来深刻多了。后来考副主任医师、主任医师时，还要考医古文，理解也越来越深刻。学习医古文，可以加深我们对传统思维方式的理解，所以我结合这篇《不失人情论》来讲讲临床。学习这篇文章，重点不在文采，而在领会文章所涉及的内容，很多都是临床经常遇到的问题。今天就从临床的角度去学习这篇文章，以提高我们临床诊病的能力。

有这样一个病例：一位脑外伤患者，是个矿主，很有钱，从高楼掉下来后，摔成了脑血肿，引起半身偏瘫。在某顶尖医院接受治疗，做手术以后，脑血肿基本治愈，肢体能够活动了，但还没有力量。因为涉及脑外伤术后预防感染的问题，就用了很多抗生素，同时患者做了个眼科手术，术后还要继续用抗生素预防感染，结果出现了腹泻不止。患者自述一天腹泻达五六十次。医院要求他家属签病危通知书（肠道菌群紊乱），家属当时就慌了，患者自己也意识到快不行了。这时，患者的一个朋友，对其家属说：先请个中医大夫来看看吧。于是，这个患者的朋友给我打了电话，因为病情比较危重，我马上就去了。看到这个患者，从中医的角度来说，第一，没有失神；第二，脉有根。但当时的状态是，一家人围着患者哭，都非常慌张。这个时候我说了句话："这个病人要是死了，那就是天大的笑话！"我给他开了中药，服药的方法是，熬出来的药水，每次鼻饲 50 mL，1 ~ 2 个小时 1 次，又给他一些饮食指导，开了 3 剂药。3 天后，服完药，又请我去看患者。患者一看到我来了，一下子就坐起来了，鼻饲管、输液管都已经撤掉了，患者说："谢谢你，谢谢你，救了我的命。"

下面讲文章，然后，看这个病例涉及了文章中哪些方面的问题。

## 一、病人之情

> 所谓病人之情者，五脏各有所偏，七情各有所胜。阳脏者宜凉，阴脏者宜热；耐毒者缓剂无功，不耐毒者峻剂有害。此脏气之不同也。

这里的"毒"指药物偏性，这两句其实就是中医的辨证论治，治病时一定要根据患者所处状态的不同（自身体质），给予不同的治疗。患者得病，一定是内因加外因的结果。内因，我认为就是体质；外因，就是外邪。体质弱的人，遇到的外邪弱，可能不得病；同理，体质强的人，遇到的外邪更强，也可能得病。所以中医一定是动态地看待问题，一定是针对病人当下的情况，给予正确的指导。

> 动静各有欣厌，饮食各有爱憎；性好吉者危言见非，意多忧者慰安云伪；未信者忠告难行，善疑者深言则忌。此好恶之不同也。

这讲的是性格问题，我认为医生强调的是医缘，医不敲门，涉及信不信的问题。向患者交代病情时，应该针对不同的人，采取不同的告知方式，而不是一味地把实情说出，不顾患者的感受。如果患者已经很紧张了，你还说你这病不行，那她就真的不行了；反之亦然。

富者多任性而禁戒勿遵，贵者多自尊而骄恣悖理。此交际之不同也。

我遇到的最任性而禁戒勿遵、骄恣悖理的人，还不是富人、贵人，而是那些懂点儿医又不懂医的人，在临床上最难治。有患者来找我直接就说"我肺热"，我说这肺热不是你说的，是我说的，你要这么说，你就别找我看病。

贫者衣食不周，况乎药饵？

穷人有点病，扛着，实在扛不住了，就说：您给我点药吃就行了。这种调治不可能很规律，在下岗职工里确实存在这种问题。所以作为医生，我们不能只考虑自己该用什么药，而不考虑患者的经济状况。我开的方子，都是比较小的，只几味药，特别是经济状况不好的患者，我从来都是要开得尽量便宜些。

有良言甫信，谬说更新，多歧亡羊，终成画饼。此无主之为害也。

这个问题临床非常多见。今天你同患者说得非常清楚，患者当着你的面也说得很好，吃完药回来却跟你说没效。你很纳闷。他又跟你说他觉得你开的处方哪里不对，要么是去掉这味药，要么是又加了其他药，又或者是听了旁人之言（如医疗广告）等等，总之是你说一套，他做一套。对于这种患者，我们就要认真地跟他说：你要是不能遵医嘱，那治疗效果就不能保证。这本身是患者自己的性格，本人（患者）没有定性，同时又涉及旁人之情，旁人给他介绍吃这个不对，应该吃那个……今天听这个，明天听那个，这种人没有主见。

有最畏出奇，惟求稳当，车薪杯水，难免败亡。此过慎之为害也。

多重的病都求稳妥一点，就喜欢用稳妥的药，这种情况下病经常治不好。

有境缘不偶，营求未遂，深情牵挂，良药难医。此得失之为害也。

这句说的是精神压力——自己的追求达不到，临床更常见。所以，我认为，人，如果要活得潇洒一点，首先应该学会找到自己的位置，找到自己的优势，知道自己要去干什么，然后不要奢望。

> 有性急者遭迟病，更医而致杂投；有性缓者遭急病，濡滞而成难挽。此缓急之为害也。

看病三天两头换大夫，对慢性病来说，我可以肯定地说这个病永远看不好；守一个大夫去看病，也有可能守错了，但也有治愈的可能，而不像前者百分百看不好。因为作为大夫，还有医人之情（下文）。性缓者，病很重，还不着急，往往耽误了治病的时机。

> 有参术沾唇惧补，心先痞塞；硝黄入口畏攻，神即飘扬。此成心之为害也。

这种情况天天都有，患者来了，医生一开方，他就说："大夫，我不能吃人参。""为什么呀？""我一用参就上火。"我说："这是玄参，清热的。""那也不行，我只要用参就上火。"这个时候，就不能硬给他开参，换成黄芪、黄精就行了。

> 有讳疾不言，有隐情难告，甚而故隐病状，试医以脉。不知自古神圣，未有舍望、闻、问，而独凭一脉者。且如气口脉盛，则知伤食，至于何日受伤，所伤何物，岂能以脉知哉？此皆病人之情，不可不察者也。

摸脉是很重要的，脉象正是我们判断疾病属性的一个标准。但是我就曾遇到过这样的病人：一进门，我问他有什么不舒服，他说，"您就给我摸脉吧，您看看我怎么不舒服，我要知道我怎么不舒服，我找您干吗呀！"我说那你要没有不舒服，不知道你哪不舒服，你来找我干吗呀！你只是不知道你得的是什么病证，但你肯定知道你哪不舒服。我看一个病人，时间有限，要是让我摸脉，我察言观色也能说出患者的不适，但就没时间四诊合参，审查、辨别病机了，处方用药的疗效就会打折扣。结果，病人就会主动说出自己的不适，节省了看病时间。中医诊断分两步——定性与定量。定性，可以用文字和语言来描述，大家都能学会。但定量，是不能用文字和语言来描述的，要经过五年、十年甚至更多年的临床历练，才能体会到，虚，虚多少，实，实多少。

## 二、旁人之情

现在最广泛的旁人之情，就是医疗保健类的节目和各种媒体的健康指导，其实我们不应盲从。因为，任何一种治疗方法，都不适合所有的人，也不适合一个人的所有时期。再者，"医托"，有一次我出诊，10号都看完了2号才来，我问他怎么回事，他说刚才被一个医托叫走了，到了那儿一看，根本不是那么回事，这才赶紧又回来了，还有医疗广告等都属旁人之情，不可不察。

## 三、医人之情

这里我要强调的是努力提高自己的行医水平，不要去评价别人。这也是我们处理好同事之间关系很重要的一点。我在某医院做主任的时候，我们科室有六个人，我对他们提出的要求就是不许任何大夫参与病人的议论，病人找你看病，说另一大夫不好，你不要参与，否则，我会重罚。病人找我就诊的时候，经常会问我，"你们科某某大夫怎么样？"我会说这是我们科最好的大夫，疗效非常好，下次你就还可以找他看病。为什么要这样说？因为我认为作为一个医院、一个科室，我们应该众人拾柴火焰高，一个人的能力是有限的，你不能把所有病人都拉到你那儿，你没那本事，也没那精力。如果科室里所有大夫都有病人在排着队，这科室才能更好地发展。大夫要互相捧场，不能互相排挤。这也是我亲身经历过的，现在我离开那家医院已经很多年了，我们科室几个人还经常联系，保持着很好的关系，不会因为我是主任就把关系闹得很紧张，所以，一定不能"嫉妒成性，排挤为事"。

若辈贪功，妄轻投剂，至于败坏，嫁谤自文。

最典型的例子就是用关木通减肥，出现肾衰竭，就把责任推卸给中医、中药，不说是医者自己的问题。龙胆泻肝丸错用关木通，却责于中医中药，不说造假药。中医、中药没错，目前临床上出现的问题不是中医、中药之过，是人之故。中医治好了很多病，也不是药的功劳，是那个大夫的功劳。所以药之功，在医不在药；药之过，亦在医不在药。药无好坏之分，就看你会用不会用。

曲高者和寡，道高者谤多。

医学界不应该出现学霸，不符合学霸的观点就否定，应该互相学习。我对消渴有独特的认识，教科书上讲的并不全面。书上讲，消渴以阴虚为本，燥热为标，这只是表象。临床大量的消渴是寒消，寒消的病机是阳虚为本，位在脾肾，阴虚燥热血瘀为标，位在肺胃脉络。消渴的主要表现是"三多一少"，多饮、多尿、多食并见。多尿说明水液没有合理的利用，人体利用、代谢水液，在于脾的运化和肾的气化。脾失健运，肾的气化功能失调，不能把水液转化成津液，上输肺胃，故肺胃缺乏津液，此时肺胃缺乏津液是标。现在有的人一提到糖尿病就将其等同于消渴，一提到消渴就想到滋阴清热。若病人舌淡、苔白腻，脘腹胀满，大便溏泻，一派虚寒表现，即不多食也不多饮，只是血糖升高，这样的病人若还用生石膏，能治好吗？就如《外台秘要》中举的例子一样，锅中有水，但锅盖是干的，要让锅盖润泽，只有在锅底加火，让水汽化。现在临床上见到糖尿病就认为是消渴，就使用滋阴清热的方法，但看到病人是舌淡胖、苔白腻，脘腹胀满，大便溏泻，全部是气虚症状，不多食多饮，只是血糖升高，用生石膏不仅无效，还会加重病人原有的不适。

我在基层医院看病的时候，曾给一个糖尿病患者开的方子中用干姜，有的大夫不理解，认为用得不得当，但病人反映服后血糖有所下降，不适症状也得到缓解。这时，那个大夫问我是怎么想的。他说他知道这个病人没有热象，但教科书上是那样写的。我的解释是：当病人没有热象的时候，不可以滋阴清热，虽然教科书上是这样讲，但我们不能拘泥于书本。集思广益，有益病人。

前面谈了病人之情、旁人之情、医人之情。文章最后说："人情之详，尚多难尽。圣人以不失人情为戒，欲令学者思之慎之，勿为陋习中耳。虽然，必期不失，未免迁就。但迁就既碍于病情，不迁就又碍于人情，有必不可迁就之病情，而复有不得不迁就之人情。"医生最难之处就在这，方方面面都得考虑到，所以我对和我跟诊的学生说，你不要只看我开的是什么方子，重要的是看我怎么和这个病人交流，怎么处理这个病人。病人排了很久的队，心烦意乱，这时来了一位病情危重的病人，或是看检查结果的病人，抑或是咨询问题的病人，这些情况都需要医生来平衡协调。将来去临床，这都是接待病人的艺术，"医者，艺也"。

说回前文那个病例。所谓病人之情，我当时给他用的是三仁汤为主加减，还加入了温热药干姜。因为他大量使用抗生素，从西医角度说是人体菌群紊乱，从中医角度说就是寒凉过盛，脾阳受损，造成脾虚湿困，阳不化水。这是从病人之情说的，人五脏各有所偏，从生物学角度说，他的脾阳受损，湿邪内困，阳不化水；从心理角度再看病人的情志，家属都围着他哭，他的心态很不好，觉得自己不可能痊愈。中医不是治病，而是调整人体的机能。人体始终在调整自己，人是恒温动物，遇到寒冷或炎热的环境都需要调整，保持恒温。坐和站的过程中也要调整，保持平衡。人体得病与否，在于调整机能的强弱。直立性低血压，猛然从坐位到站位的过程中会不自禁的晃动，这就是调整机能差（虚），在起来的一瞬间，血液下流，如果是调整机能强的人，血管马上收缩，不允许它下去，体质弱的人也在调整，但是慢半拍，就在这短暂的时间里，大脑一时缺血，出现头晕。病人在当时那种情况下不能调整自己，即使给他服药，他对药的反馈也是很差的。所以我当时说他不会死去，马上就给病人增加了战胜疾病的信心。这时，不仅药要开得合理，而且病人对药要有应答，这样疗效才会好。看完病人后，家属送我，我告诉家属说："这个病人病情确实很重，你们围着他哭，使他的病情更糟糕。病人心情要是很好就能很快地康复，你们家属在他的面前一定要欢快一些，给他一个良好的环境，给他强大的信心，他才能治好。"所以还要解决旁人的问题。在走入临床以后，见到癔症的患者，一定要让旁人都散开，围观的人越多，病人的危险就越大，此时，病人虽然昏迷，但内心是清醒的，外界的谈论他都能听得见，会加剧他紧张的情绪。我在基层医院的时候见到一个中学老师就是癔症，随即叫周围的人都散开，可他们不理解，我只留了一个人，在人中扎了一针，就痊愈了。

# 第三部分

# 诊余杂谈

运、滞、通、悟、缘。

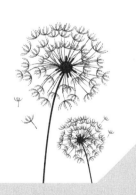

# "艺术"与"科学"

道与术，艺术与技术。医者，艺也！医学之道的主体是艺术，但需要技术来辅助，科学只服务于技术，所以不能用科学与否来评判中医。古人讲"医者，艺也"，强调它的艺术层面。当然，医也有技术层面的东西，形下的东西。医者面对的是活生生的人，人相比汽车来说，技术层面的比重肯定要少，艺术层面的比重多。科学只解决技术层面的问题，解决不了艺术层面的问题。西医过度重视技术层面的东西，会丢掉艺术层面的东西。这是中西医思维的一个差别。习惯于强调技术层面的人，因为不能理解艺术层面的东西，就会有一些指责。

艺术给人一种非常美好的虚无缥缈、富有想象、享受的那种感觉，比如音乐啊，美术啊，书法啊。艺术彼此有差异，非统一性，而技术是具有统一性的，要求统一标准。很多人说中医不科学，科学为谁服务？科学是为技术服务，它具有统一性、排他性。科学在不断地否定前面，不断地提高技术和应用的能力，用先进代替落后来提高效率。

艺术有无形的东西，也有技术层面的东西在里面，当你面对一个活生生的人时，纯技术占的比例就很小。

# "上工"与"下工"

《内经》云："上工守神，下工守形。"从古至今，人们在解释"上工"与"下工"时，均认为"上工"是指高明的医生，"下工"是指一般的医生。余今思之，似非此意。

"上工"与"下工"之"上""下"，为《易经》"形上""形下"之"上""下"也；"上工"与"下工"之"工"，为技能与功夫之意。故，"上工"是指"未病"养生防"已病"，或"已病"仍需调心神，促向愈之功夫也，而非指医术高明的医生；"下工"是指医治"已病"之技能，而非指医术一般的医生。

"上工"治未病，"下工"治已病。如将"上工"定义为高明的医生，"下工"定义为一般的医生，而高明的医生，是从医者们追求的目标，于是，医者们以治疗已病为一般，以治疗未病为高明，为了使自己早日成为高明的医生，只是在预测疾病、防治发病上下功夫，这样的话，我想又有多少人会给他们饭钱呢？神医扁鹊、医圣张仲景，都未在齐桓公、王仲宣那里讨得饭钱，何况我等平医之辈。

高明的医生，应具备"上工"与"下工"之术，有病治病，无病防病。特别是对已病之人，高明的医生，会用精湛的"下工"之术为患者治疗已病之病，用高超的"上工"之术为患者解除对已病的恐惧与不良的生活习惯，从而促进疾病的早日康复。扁鹊、仲景，"上工""下工"之术，高超、精湛，故为非常高明之医也。余，"上工""下工"之术，不精，平医而已。

# "博士"与"深士"

博士，知识广博之士。其所掌握的知识，横向、多元。

深士，知识精深之士。其所掌握的知识，纵向、专一。

今之医学领域的博士们，掌握的知识，多纵向、专一。

某翁，76岁，因胸痛，自认为心脏有病，到某心脏专科医院，找一博士后主任医师诊治。其为患者做了全方位的心脏检查，未见异常的理化指标，不能明确诊断心脏有病。于是，给患者"阿司匹林"抗凝治疗，用于预防心脏病的发生。患者服药1周后，胸痛加重，并出现腹泻不止，面色苍白。其女问我，何故？余说："消化道出血。其腹泻之物，一定是色黑，如柏油。"其女说："是。何故？"余说："胸痛，本为胃炎所致，复服阿司匹林，加重病情，导致出血。"其女邀余到家为患者诊治。患者服中药1日，痛减泻止。复服中药1个月调理，面色红润，生活如常。

某女，25岁，因阵发性心慌、心悸，不得安，多方求治。医者均从心脏或甲状腺入手，给予诊治，不得效果。邀余诊治，余考虑乃"颈椎病"所致，要其拍摄颈椎片。患者不解，勉强同意拍片。果真如此，患者信服。余给予推拿、中药治疗而愈。

# "太极"与"中医"

学太极，入门，学套路，但最终一定要跳出套路来，才能成为太极高手。

学中医，入门，学证型，但最终一定要跳出证型来，才算是真正学懂了中医。中医的证型，就是人为编的套路。

"太极"与"中医"，思维方式相同。

# "流派"与"时弊"

中医，在其发展的历程中，形成很多流派，有治病以"攻邪"为主，认为邪去正自复；有治病以"扶正"为主，认为正复邪自去；伤寒派，注重用温热药，助阳祛寒；温热派，注重用寒凉药，清热泻火。现在，有些中医大夫，自认为自己是寒凉派，治病便强调清热泻火；又有些中医大夫，自认为自己是温热派，治病便强调扶阳祛寒；亦有些大夫，只强调泻法；还有些大夫，只强调补法等等。殊不知，中医"流派"的形成，是针对"时弊"而成。

例如，在"温热派"盛行的年代，人们一味扶阳祛寒，不管什么病，只知道用温热药，丢掉了中医治病的精髓——"辨证"才能"论治"。因而，出现了大量的误治、失治，已经构成了治病的"时弊"，他们还全然不知。然而，在诸多医者之中，精通中医辨证论治精髓的人，看到了当时治病的"时弊"，提出了热病要用寒药治的独特观点，从而解决了很多因温热派治病只用温热药造成的弊端。这时，诸多医者，看到了用寒凉药治病的好处，于是又一味地追捧用寒凉药治病，从而形成了"寒凉派"。"寒凉派"盛行，又一味地用寒凉药治疗所有的疾病，从而造成新的弊端，形成新的"时弊"。

"时弊"的形成，皆因学习者，死学，而不能变通，丢掉了中医辨证论治的精髓。上医治病，不拘一格。张仲景以"感受寒邪"为切入点，谈不同体质的人，在感受寒邪时，所出现的不同状态，以及应该怎么治疗。并不是张仲景治病时，不用寒凉药，其治病，热病亦用寒药。然而，其后人，拘泥于伤寒，治病只用温热药，造成了"时弊"。吴又可、叶天士等上医，看到了当时一般的医生，治病只用温热药的弊端，为了纠其"时弊"，强调热病要用寒凉药，并不是他们治病只用寒凉药，他们用温热药治病的水平，明显高于当时的一般医生。可是，吴又可、叶天士等温病学派的后人，又只拘泥于温热，治病只用寒凉药，因而又造成了新的"时弊"。"补派"与"泻派"的形成，以及造成的"时弊"，皆亦如此。

医者，应该不受学派的束缚，能够融会贯通，不拘一格地诊治疾病，方能成为上医，为更多的患者解除病痛。

# "传统"与"中医"

人们在论及中医之时，总是将其定位在"传统医学"上，这本是中医学的一大幸事。但是，现代人一提"传统"的，就认为是过去的，一提过去的，就认为是落后的。人们对"传统"二字的认识，出现了严重的偏差，从而使中医学蒙上了落后之名。

传，就是相传、继续的意思，反映的是时间上的流传和延续。

统，就是聚拢诸多头绪，在众多因素中，把握住一个可以控制、统领全部的根本或关键的意思，反映的是空间上的集中和凝聚。

传统，就是过去形成并成熟，现在仍在应用，并将永远传承下去。只有成熟的东西，才能成为国粹。只有国粹，才能凝聚与集中，从而永远地延续、流传。

中医，就是成熟的医学，其形成于过去，应用于现在，并将永远地传承下去。

中医，就是一门不折不扣的"传统医学"。

# "现代"与"中医"

中医现代化，是人们谈论最多的话题。那么，什么是中医现代化？实现中医现代化的目标是什么？也就是要达到怎样的程度，中医才算是实现了现代化？中医现代化，是指中医实现现代化的过程，而不是最终目的。随着社会不断向前发展，你的东西被当时社会认可了，那么，你就已经完成了适应当时社会的现代化过程。

中医，自《内经》的出现，就已经形成了比较完善的理论体系。随后，中医在秦、汉、唐、宋、金、元、明、清各个时期，都完成了他们所在时期的现代化。所以，中医才能流传至今。今天，中医仍有很好的群众基础，并逐渐被外国人所重视，就足以说明这个问题。在任何一个时期，中医如果没有适应当时的社会，不能与当时的社会同步发展而实现适合当时社会的现代化，中医就不会流传到今天。所以说，中医现代化，是中医适应社会、完善自身、不断向前发展的过程，而不是最终要达到的目标。

但是，中医发展到今天，在利用现代科学技术方面，确实遇到了许多问题。那么，中医如何利用现代科技发展自身，现代科技如何为中医发展服务，应从以下两个方面做起：

（1）中医发展，需要现代科技。中医界人士要积极主动、"理直气壮"地去利用现有的科学技术，发展自身。

（2）中医发展，更需要从事现代科学技术的研究人员，走进中医，掌握中医学的思维方式，了解中医理论精微深奥的内涵，为实现中医现代化，不断拓展思路，发展、创新科学技术，使其能够不断地阐明中医理论的本质，更好地为中医事业发展服务。

# "病机"与"病名"及"症状"

中医讲辨证论治，"证"是什么？就是我们中医说的"病机"。中医的辨证过程，就是审查病机的过程；论治是针对病机而治，不是针对病名，也不是针对症状而治。有人问我会治头痛吗？咳嗽能治吗？我只能摇头。因为没有见到这个患者，不知道患者咳嗽、头痛的病机是什么，要把咳嗽、头痛放在这个人的整体状态下进行分析，确定病机后，我才能针对病机给予治疗。问我头痛、咳嗽，这代表的是头痛、咳嗽的整个人群。止痛，那是西医的办法，镇咳，那还是西医的办法。把咳嗽放在病人的整体状态下分析，如果是痰热阻肺，那么清热化痰就是治疗它的办法了。很多病人跟我叙述了一大堆症状，我要把这一堆症状进行综合分析，确定病机，然后针对病机给予治疗，根本不考虑症状，不管病名。有时候我都已经开出了方子，病人又说还有什么症状呢，这时我根本就不管了，因为我已经确定了病机，就可以不考虑病人的其他症状。反过来讲，有的病人反馈说："周大夫，上回请您治咳嗽，没有说头痛，可是吃您的药之后，头痛也好了。"这说明什么？说明这个病人的咳嗽、头痛是同一个病机引起的。所以，中医是针对病机治病，我们叫作"证"。大家不要看到药品说明书上，没有写治疗咳嗽，就认为这个药不止咳。我当住院医第2年，有位40多岁的老师，咳嗽3个月找我看病，前提是没有条件吃汤药。我通过辨证，给他开了两种中成药，六味地黄丸和平肝舒络丸，并要求他两种药物一起吃。当时平肝舒络还是紧俏药，我很难才取到这个药。可是病人反过来就问我，这两种药的说明书上，都没有写着治疗咳嗽，为什么给他开这两个药？我的回答是："你咳嗽3个月了，差不多上面写着治疗咳嗽的药你都吃过了，但没有治好你的病，今天我就要用上面没有写治咳嗽的药，来治疗你的咳嗽。同时，就凭我专门找药房主任给您拿这药，肯定就有专门用这药的意义。"病人想想确实有道理，就回去吃药了。第3天，病人来找我了，见面就要给我跪下。他说："真对不起，我咳嗽已经好了。"这就是中医治病的理念。我用中成药时，强调不要完全按说明书走，中成药的药品用量也是一个原则指导，用量要根据病性的定量而用。我经常告诉病人，这个药常规量吃 5 片，你就吃 2 片就行了，跟哪个配着吃；那个药吃 6 粒，6 粒少点，得吃到 9 粒，跟哪个药配着吃。

可见，中医治病是针对病机。中医理论有很多，但理论的核心是病机。中医的诊断是病机的诊断，中医的治疗是针对病机的治疗。头痛没有下诊断，肺炎也没有下诊断。"肺炎"是西医诊断，不是中医的诊断。什么叫中医诊断？"风寒束表，闭热于内"，这才是中医的诊断。感冒，有内热、有外寒、有实人感冒、有虚人感冒，你跟我说感冒了怎么治？我不知道，我真的不知道怎么治。因为，到中医这儿来治病，光说感冒，是还没有诊断呢。没有诊断，当然不知道怎么治疗。感冒，也必须经过中医师的辨证审机，确定病机是风寒还是风热，是风寒束表闭热于内还是风寒束表闭湿于内……所以，感冒清热冲剂绝不能治疗所有人的感冒，也不能治疗一个病人的所有时期的感冒。中成药也要辨证用药，因为，病人不会辨证，不会定性，更不会定量，怎能一得病就自己买药吃呢？感冒了，就吃感冒冲剂吗？不对，一定要找中医大夫去辨证定性、定量。但是，话又说回来了，现在真正会定性、定量的中医大夫又有多少？这也是个问题。

# "脏腑"与"脏器"

现在人们对中医的"脏腑"与西医的"脏器"有什么区别，搞不明白，很多病人如果被中医大夫诊断为肾虚，就会担心自己的肾脏是不是有问题了，为会不会肾衰而担惊受怕。

中医的"脏腑"与西医的"脏器"，在结构层次上是完全一致的。中医、西医的初始阶段，都对人体做了大体解剖，看到的是同样的组织、器官。中医说的心脏和西医说的心脏完全是同一个东西。我们的先人在殷商时期，就已经做了大体解剖，甲骨文的象形造字是以这些实体解剖作为基础的。因此，中医在起步时看到的心肝脾肺肾和西医看到的心肝脾肺肾，其形态结构是完全一致的，这是不容置疑的。但是，由于中西医的思维方式不同，在概念层次上，中西医赋予了人体组织、器官不同的内涵与外延，中医脏腑与西医脏器所涵盖的内容是不能等同的。

中医是形上思维，运用归纳类比法，对人体生命活动过程中所展现出来的所有功能进行归纳、归类，从而把不同的功能，赋予在不同的脏器上。比如，中医把"神"的这种功能，赋予在心脏上，即"心主神"；把对饮食的消化吸收功能，归属在脾脏上，即"脾主运化"；把骨骼是否强壮，归属于肾脏是否强壮，即"肾主骨"；还有"肾主水""脾统血""肝主筋脉""肺主呼吸"等等。

西医是形下思维，运用分割解剖分析法，对人体组织、器官做进一步分析，从而进一步研究其结构和功能。西医是站在结构的基础上研究功能，从大解剖到小解剖，一直到基因排序，所研究的是不同层次的结构与功能。

可见，中医赋予人体组织、器官的功能，与西医结构层面下的功能是不尽相同的。中医学的一脏一腑是人体某一功能的集合体。中医把人体某一系统的功能归结在一起，将其命名为某脏某腑，而不是单一解剖学上的脏器。如中医"五脏"是一个以本脏为中心的五个功能系统，它包括心肝脾肺肾五个本脏脏器，同时还包括与五脏相关的五体（筋脉肉皮骨）、五窍（眼耳口唇鼻舌）、六腑等。现在习惯把中医的脾胃功能说成是消化道的生理功能，这是不准确的。中医认为脾统血，主四肢，主肌肉，主升清，开窍于口，其华在唇，在液为涎；其属土，色黄，味甘，性湿，应于长夏，在志为思，在声为歌；生我者心，我生者肺，克我者肝，我克者肾；脾为阴土，胃为阳土等等，哪些又能在消化道里找到相应之处呢？因此，说中医脏腑与西医脏器相同，是指它们的结构相同；说中医脏腑与西医脏器不同，是指它们概念的内涵和外延不同，中医的脏腑不等同于西医解剖意义的脏器。

# "物质"与"阴阳"

## 一、物象与物质

万物皆有"象"与"质"，即"物象"与"物质"。人之象的物质基础是组织、器官，组织、器官之象的物质基础是细胞，细胞之象的物质基础是分子基因链。人，组织、器官，细胞，分子基因链皆有象与质。物象研究，在我国春秋秦汉时期，就已经发展到了极点，后人只是演绎与应用。自 16 世纪西方文艺复兴以后，形下微观的思维方式，成为人们思考问题、解决问题的主流思想，人们渐渐地只重视"物之质"的研究，确忽略了"物之象"的演绎与应用，以至于现代人，只知"物之质"，不知"物之象"。

## 二、阴阳

人类形上宏观思维，以研究自然界各种物象的属性及关系为主体，用"阴阳"表述自然界各种物象的属性，用"五行"表述自然界各种物象相生、相制的关系。"阴阳"为人们评判物象属性的标准，与人们评判物象之位置的前后、左右、上下、里外及物象之大小、轻重一样，都是评判物象之标准。阴阳、前后、左右、上下、里外、大小、轻重皆是相对一体，无阴无所谓阳，无前无所谓后，无左无所谓右，无上无所谓下，无轻无所谓重……寻找"阴阳"的物质基础，将"阴阳"抽象概念具体化，就像寻找"前后""左右""上下""里外""大小""轻重"的物质基础，并将其抽象概念具体化一样可笑。如果问阴阳、前后、左右、上下、里外、大小、轻重的物质基础是什么？我说是"万物"，万物皆分阴阳、前后、左右、上下、里外、大小、轻重。

中医只是借用"阴阳"来表述疾病、药物、致病因素的属性，借用"五行"来表述生理、病理、药物作用等各方面的关系而已。既然我们在生活当中，不能把"前后""左右""上下""里外""大小""轻重"等抽象概念具体化，并寻求其物质基础，那么，我们为什么一定要求中医证实"阴阳"的物质基础呢？把"阴阳"概念具体化，寻找"阴阳"的物质基础，是最大的笑话。这是现代人只讲"物质"，不讲"物象"，只用形下微观的思维方式思考问题、解决问题，却忽略形上宏观的思维方式而去思考问题、解决问题的结果。

# 小议属性

宇宙万物，不论是天成，还是人造，都具备其相应的属性。中医研究属性，世间不存在没有属性的物质，抗生素亦不例外。我们不能指鹿为马，也不能指马为鹿，但马与鹿，都具备其相应的属性，即马性寒、鹿性温；同样，我们不能指抗生素为黄芩、黄连、黄柏等药，也不能指黄芩、黄连、黄柏等药为抗生素，但抗生素与黄芩、黄连、黄柏等药，亦都具备其相应的属性。黄芩、黄连、黄柏等药，味苦性寒，人所共知；抗生素味苦性寒，也早已被广大临床医者所认可。

# 中西医能结合吗

中西医引领着两种不同的医学模式，是两种不可通约的医学模式，思维方式完全不一样，一个是形上宏观的医学模式，一个是形下微观的医学模式。我认为没有中西医结合，中医一定要利用现代知识，但这个不能叫结合。中医本来就是海纳百川，《内经》中将佛教、道教的思维方式都用了，今天也要利用现代知识。比如，我们知道生薏苡仁有很好的降血糖作用，夏枯草、桑叶和白僵蚕也有很好的降血糖作用，这是用现代药理研究出来的。但如果见到糖尿病患者就用生薏苡仁不能叫中医大夫，因为他只用药理，没有用药性。如果一个糖尿病患者血糖很高，但辨证的结果是湿邪内困，那么一定要健脾化湿，不知苍术有没有降血糖作用，但知道生薏苡仁有，那就用生薏苡仁。但是，前提是先用药性，在用药性的基础上用药理，这就是中医的现代化发展。但要只用药理，不用药性，那已经不是中医了。如果一个糖尿病患者确诊是阴虚内热，还在用生薏苡仁降血糖那就错了。又如黄连素、大蒜素，一寒一热，从药理上都有灭菌消炎作用，但中医认为，肠胃湿热者用黄连素，肠胃虚寒者用大蒜素，这就是在用药性。

我认为，西医在用它自己的评价方式，不断地应用现代科技，与中医形上的思维方式，不断运用现代科技没有关系。现代所谓的中西医结合是首先把中医排斥在现代科学之外了，用现代科技的就不是中医，只有结合了才能应用。完全按照西医的标准评判中医，完全按照西医的研究方法去评价中医，符合西医模式的就是科学的，不符合的就是不科学的。我们必须承认中西医各有优势，如果只符合一个评价标准，丢掉的恰恰是中医的优势。

中医今天走得这么艰难，也是因为很多中西结合大夫实际上没有中医理念，没有形上思维，不研究药性，不研究病人的属性，只知道脑血管病就是血瘀，所以只要中风都活血。中医不是这样治病。两者不需要结合，只是现在需要改观的是中医要运用现代科技，但并不是一运用现代科技就是中西结合。例如核物理，军事和能源都可以利用，医学也可以用，西医可以用，中医也可以用，那是一种资源，资源是人类共享的。导尿术都认为是西医的，其实是孙思邈发明的，当时是用葱管导尿，病人很难受，而今天的导尿管是现代科技的产物。一听说做手术就是西医，但华佗做手术比任何人都早，可也不能说是中医的，当时华佗做手术的条件差，与现代的住院医也没有办法比。这些东西不需要争，各做各的事情。中西医结合系的同学，应把中医之道学好，西医之术学精。

# 医 与 商

在医言医，在商言商。

医者言商，病者遭殃。

医之所商：医为本，商为医之所得。

商之所医：商为本，医为商之所行。

今之医世，是医之所商，还是商之所医？病者辨之，难矣！

一男，五十有一，高烧。其延至某医，给予检查、抗炎、对症治疗月余，消费万余元，未愈；其又延至某中医，给予中药治疗月余，消费亦万余元，未愈。其再延至余处诊治，余观前医用药，均为名贵之品。余诊其烧，为湿温所致，予"三仁汤"加减，五剂，消费三十余元，烧退。

医商，以治病为目的，病愈钱入。

商医，以赚钱为目的，钱入病否？

# 各尽其妙

象之腿与鼻相遇，腿对鼻说："皆为圆柱形，我中有骨你却无，你乃伪科学是也。"鼻屈，曰改。象怨之："你改，我怎喘气。"鼻直，曰："我中有孔你却无，你才是伪科学呢。"腿屈，曰改。象亦怨之："你改，我怎站立行走。"腿鼻对曰："各尽其妙。"

# 五字真言

## ——运、滞、通、悟、缘

"形而上者谓之道，形而下者谓之器；为学日益，为道日损"——传统文化之精髓，懂了便可逐步步入中医之殿堂。随着对这两句话理解的不断深入，余总结出了中医五字真言：运、滞、通、悟、缘。

中医的生理——运。

中医的病理——滞。

中医的治法——通。

学习——悟。

治病——缘。

书房要挂"悟"字，诊室要挂"缘"字。

# 用中医的思维发展中医

八字真言：博览、会意、悟法、活人。

我用自己在 1983 年大学毕业时，总结的八字真言与大家共勉，希望掌握了现代知识的学者们，用中医的思维发展中医。

中医博大精深，博大无边，精深无底。真正学懂中医的人，不管有多大的名气，多高的学历，多深的资质，都无能肩负中医的全部。其对中医的评价，不过是管窥缝视，仅代表其个人的见解。何况那些根本就不懂中医的人，以及那些根本就没有学懂中医的人呢。我们有什么理由跟他们计较而自寻烦恼呢？我们不用自己的标准要求别人，我们也决不为别人的标准活着。中医不是谁说终结就能终结得了的，坚定信念，走自己的路，让别人说去吧。

中医——学易用难。学中医并不难，难在临床应用。就像哲学一样，很多人学过，都能夸夸其谈，但能够真正在生活工作中很好地应用它，却是很难的事。这需要一定的悟性和不断历练。从事中医工作一定要有自信，运用中医的思维方式，把自己所学到的中医药、针灸等方面的知识，大胆应用到临床当中去，不断应用，不断历练，自有感悟。只读书，不应用，或不敢在临床上应用，就永远不懂中医内涵。这也正是那些只读了几天中医书，而还根本没有应用历练过的人，就自认为自己是中医通，在那里乱评中医，岂知中医的深奥，不仅仅是会说而已。学了中医，却不注重临床历练，提高自己的应用能力，怎么能够在应用过程中看到好的疗效呢？疗效不高，不说自己的应用能力有限，却说中医不科学，不能客观地看待问题，其本身就不科学，还有什么资格说中医科学不科学。

# 疗效是检验真理的唯一标准

佛曰：法无定法。余说：中医无定论。

吾友周大夫诊治一女，23岁，剖宫产术后第5天，诉尿频，每10分钟一次，无腹胀，略腰酸。尿检：白细胞1~5个，尿蛋白（+++）。B超示肾输尿管、膀胱未见异常。拟"尿路感染"，予静滴盐酸左氧氟沙星注射液0.4 g+生理盐水500 mL，并嘱其多喝开水。2天后，诉白天症状缓解，但夜间仍尿频，7~8次，舌淡红、苔白润，脉沉迟，乳汁多，胃纳可，二便调，平时怕冷，腰酸。考虑患者平素肾虚，手术耗气伤血，以致肾气不固，膀胱气化失职，约束不利，致尿频。治以补肾温阳，益气固涩。

处方：

| | | | |
|---|---|---|---|
| 桑螵蛸 12 g | 益智仁 12 g | 覆盆子 15 g | 炒芡实 10 g |
| 续断 15 g | 黄芪 30 g | 白术 12 g | 熟地黄 15 g |
| 肉桂 3 g（后下） | 杜仲 15 g | 马齿苋 15 g | 马鞭草 15 g |

患者服药后当晚，小便仅 1 次，次日小便正常，复查尿常规正常。

吾友周大夫总觉得方子里的固缩小便的药太多了，有些不妥，但疗效确实不错，很想听听余的建议。余曰："疗效是检验真理的唯一标准。补肾温阳，益气固涩，法正药准，效如桴鼓。"

思之，余 1 周前亦诊治一男孩，15 岁，素有癫痫病史。近因癫痫频发，狂躁哭笑无常，其母邀余到家诊治。余视患者，身高体重，坐卧不宁，频狂笑怒吼，舌红无苔。问之，其母曰：近日不思饮食，大便溏泻。切之，脉弦数有力，体热，手足不温。考虑患者为脾寒肝热，痰热扰神，治当温脾泻肝，涤痰宁神，拟柴胡桂枝干姜汤加味合清心滚痰丸。

处方：

| | | | |
|---|---|---|---|
| 柴胡 10 g | 天花粉 15 g | 生牡蛎 15 g | 菊花 10 g |
| 桂枝 10 g | 干姜 10 g | 珍珠母 15 g | 百合 15 g |
| 白芍 15 g | 炒白术 12 g | 夏枯草 15 g | 竹叶 10 g |
| 陈皮 10 g | 生麦芽 15 g | 生甘草 6 g | 防风 6 g |

5 剂，水煎，日服 1 剂。清心滚痰丸，每次 1 丸，每日 2 次。

后思之，余总觉得辨证不准，柴胡桂枝干姜用之不当，如再诊当去之，酌加滋阴凉血药。

后患者之母又邀余诊治。问之，患者对答准确，其母曰：癫痫发作明显减少减轻，不再狂躁哭笑，主动饮食，大便正常。望之，患者平静，舌淡红，苔薄黄。切之，脉弦滑，手足温热。

效不更方，继用前方 5 剂。清心滚痰丸，每次 1 丸，每日 1 次。

唉！辨证准与不准，用药当与不当，疗效是检验真理的唯一标准。

# 神农尝百草之我见

神农尝百草之"尝"非指用口尝，而是尝试的意思，当然其中也包括用口尝。我们不能认为神农尝百草只是吃出来的，而是不断地尝试，包括自己和病人的应用，根据病人或自己用了以后的反应，长期积累归纳总结出来的。

# 话药食同源不同用

药、食，来源可同，但不可同用！药性偏，食性平。如羊肉温补，虚寒者食之益，实热者食之害，故食羊肉时，常加冬瓜、白萝卜，用冬瓜、白萝卜之凉泻，解羊肉之温补，使其平，便可放在餐桌上共用——食；羊肉加归、参、芪时，归、参、芪增加了羊肉温补之性，只适用虚寒之个体，则不能放在餐桌上共用——药。

# 小议失眠

余遇失眠患者时，多从以下三点入手，疗效甚好：
（1）晚上睡觉不得晚于 23 时。因为，子时（23 时—1 时）之前，人的阴气内敛，利于睡眠，睡眠的质量好。过了子时，人的阳气开始升发，不利于睡眠，睡眠质量不好。

（2）治疗失眠最好的办法，就是不想办法。因为，你总是想办法，那么，你就总是不能入静，不能入静，怎么能睡着。不想办法（才能放松入静），是治疗失眠的最好办法。不要听信数数、饮水、喝牛奶……

（3）中药调理，辨证用药。

# 巧答患者"你能把我的病看好吗"

我刚从基层医院调到隆福医院的时候，有一位患者给我留下了深刻的印象。这是一位 80 多岁的老太太，对我说：你刚来这个医院，一个小大夫（那时我才 30 多岁）刚来就看到好多人排你的队候诊，说明你原来的病人都追过来了。今天我也排队挂你一个号，你能把我的病看好吗？患者 80 多岁了，糖尿病、高血压、冠心病都有，还有慢性肾功能不全，口服 20 多种药。我说："我先不回答您这个问题，我给您讲讲人生吧。"因为当时她找我看病的时候就是那种期望值特别高，有些惊恐的状态，时刻怕自己死了。我说："我说话您千万别不爱听。人从一出生就开始往死那头走。有人走得长点，有人走得短点，有人走得潇洒点，有人走得痛苦点。医学的目的就是让您尽量走得长一点，潇洒一点。走得长一点不是最重要的，重要的是走得潇洒一点。今天活着高兴不高兴？今天活得高兴就行。但是不管是中医还是西医都没有本事让您不走，走是早晚的事。"老太太听完哈哈一笑，说道："明白了，我知道为什么这么多人找你看病了。我不再为这事纠结了，我今天活着高兴就行。我以后就找你看病了。"后来这位患者一直找我看病。就这样把她这个心结解开后反而药慢慢吃得越来越少了。当时这个沟通方式我也是第一次用，后来跟很多人这么讲，效果非常好。

# 医　缘

医不敲门，病治有缘人。

历来，中医师不会主动上门为患者治病（路遇急诊除外）。治病，需要患者或家属，求助于自己认可（心疗）的医者，上门为其治疗。这样，病愈的可能性才会大。因为，再高明的医者治病，也不是百分之百有效；再低劣的医者治病，也不是一个病人都治不好。病治得好坏，除医者要有高超的医术外，还有一个"缘"字在！

项某，男，72 岁，肺癌，行左上肺叶全切，化疗 4 个疗程，因低烧不退，呕恶不食，腹泻不止，卧床不起，拒绝继续化疗，邀余诊治。余，视之，极度疲惫，肌肤萎黄，颜面手足苍白，舌质淡胖，苔白厚腻水滑略黄；切之，脉沉缓无力。

辨证：气虚血亏，阳虚湿困。

治则：益气养血，温阳化湿。

方药：

| | | | |
|---|---|---|---|
| 黄芪 60 g | 党参 15 g | 炒白术 15 g | 茯苓 30 g |
| 当归 15 g | 干姜 15 g | 半夏曲 10 g | 薏苡仁 30 g |
| 白芍 15 g | 陈皮 10 g | 焦三仙 30 g | 竹茹 15 g |

3 剂，水煎，频服，每次 50 mL。

再诊，烧退，呕恶腹泻止，能进食，精神气色大有改观，继予调治。前后调治一年半，患者生活如常无不适，两个月未再邀余诊治。

停治两个月后，其家属再邀余前往诊治。余问患者近况如何？其曰："一言难尽。"其实患者两个月来，一直未曾停止治疗，只是因患者一友自远方而来，述其应找专治癌症的大家治疗，方妥。其信之，便转投一"治癌圣人"，"治癌圣人"给予患者全面抗癌治疗。治疗两个月以来，患者每况愈下，现已卧床不起了，邀余再诊。余见患者，患者哭诉："不愿死。"要余一定救命！余悲！无能！缘尽！半个月后，患者驾鹤西行了。

裘某，女，51 岁，尿毒症，因无条件透析，经患者推荐，由家属搀扶，到余处诊治。余，问之，血肌酐 1197 μmol/L，乏力呕恶，腹胀便秘，肌肤瘙痒，尿量可，尿色白；望之，精神疲惫，肌肤萎黄，舌质暗胖，舌苔白黄厚腻；闻之，声微气短；切之，脉弦滑，按之无力。

辨证：气虚血亏，浊毒内困。

治则：益气养血，逐浊排毒。

方药：

| | | | |
|---|---|---|---|
| 生黄芪 30 g | 当归 15 g | 姜半夏 10 g | 黄芩 10 g |
| 生白术 15 g | 桃仁 15 g | 大腹皮 10 g | 黄连 10 g |
| 肉苁蓉 15 g | 大黄 10 g | 焦三仙 30 g | 砂仁 5 g |

调治 1 个月，血肌酐 726 μmol/L，患者能自行前来就诊。

继续调治了 9 个月后，患者未在露面。后，患友告知，裘某经余治疗，生活一直能够自理，但听说练某功法可以根治，便停止中医治疗，练功去了。练功 1 个月，亦驾鹤西行了，缘尽！

# 三病归一

许某某，女，50 岁。

患者因顽固失眠、胃胀腹泻、经血淋漓不断 3 个月余，曾到多家综合性医院诊治，均被告之需要分别由神经内科、消化内科、妇科诊治。三科看后，开药总共在 10 种左右，服药便成了负担。况且，服药后诸症总是时轻时重，不能从根本上解决问题。

2009 年 10 月 23 日，邀余诊治。余，问之，常彻夜不眠，头昏心悸，气短乏力，胃脘胀满，大便溏泻，不思饮食，经血提前，量多色淡，现已淋漓不断月余。望之，颜面萎黄，舌质淡胖，苔白水滑。切之，脉沉缓无力。思之，三病实为一病，即"一病三象"是也。予人参归脾丸，每次 1 丸，每日 3 次；乌灵胶囊，每次 3 粒，每日 3 次；并停服前药。

2009 年 10 月 30 日，再诊。患者眠安心静，经血止，胀减食增，便成形。嘱其继服前药，每日 2 次，固之。

# 病治当下

药无好坏，唯证适用。药证相符，效如桴鼓。

岳某某，女，62 岁，高血压、糖尿病，继发肾病史 10 余年。在余处诊治半年有余，血糖、血压控制理想，蛋白尿、血尿转阴已有 3 个月。

2011 年 2 月 23 日，因外感发烧（T 38.5 ℃）3 天，邀余诊治。患者述："半年前，曾因感冒发烧，请您诊治。您予'小柴胡颗粒'，仅服药 1 次，烧退而愈。此次发烧，想上次用小柴胡颗粒，如此神效，故，自服之。然，服药 3 日，未效。今，再请您诊治，服些汤药吧。"余望之：发烧貌，舌红苔黄。问之：T 38.3 ℃，恶寒无汗，周身酸痛，咳嗽胸闷，咯吐黄痰。切之：脉浮滑数。辨之：风寒束表，闭热壅肺。治予"金花清感颗粒"，每次 6 克，每日 3 次。患者问："不用汤药吗？"余曰："此药足矣！"

2011 年 3 月 1 日，患者来余处调治糖尿病、高血压、肾病之时，欣而告余："服药 1 天，烧退咳止！"

注：金花清感颗粒组成有麻黄（制）、石膏、苦杏仁、金银花、浙贝母等。

# 易感唯虚否

一妇，六十有三，因极易感冒及泌尿系感染，邀余诊治。余望、切之：舌体胖大，舌质暗红，舌苔黄腻，脉滑有力。患者述：常鼻塞流涕咯黏痰，腰酸肢重恶风寒，口舌黏腻咽干苦，胃脘堵闷易呃逆，大便黏腻排不畅，小腹坠胀尿灼痛。余曰："汝，湿热中阻，上犯肺卫，下注膀胱。治当化湿清热，疏肺卫，利膀胱，并应清淡饮食，切忌滋补油腻之品。"患者述其夫及女曰"易感为虚，虚当补之"，故其夫及女，为其购置了大量的补品，要其每天必服蜂胶、王浆、螺旋藻、虫草、西洋参、枸杞子、阿胶、乌鸡和甲鱼，并说，只要病愈，不惧花钱。余深感惊叹！为患者处方如下：

| | | | |
|---|---|---|---|
| 苍术 10 g | 连翘 15 g | 薏苡仁 15 g | 荷叶 10 g |
| 白芷 10 g | 黄芩 10 g | 六一散 15 g | 泽泻 10 g |
| 桃仁 15 g | 荆芥 10 g | 苦杏仁 10 g | 麦芽 15 g |

7 剂，水煎内服。

将余撰写发表的《秋冬进补，不再适合现代人》一文的复印稿，交予患者。嘱其回家后，予其夫及女观之。

再诊，患者诸症明显好转，并述其夫及女曰："哎！花钱办坏事。"

# 通因通用

一女，47 岁，因入睡时尿床，多方求治半年余，无效，邀余诊治，2004 年11 月 7 日初诊。

患者曰："入睡尿床，不分白昼。清醒时，一切正常无不适，无尿频、尿急，只要入睡时，必尿床不知。半年来，多方求治，西医均从膀胱、尿道、妇科诊查，因未见异常，而不得治法；中医均从肾虚不固、膀胱失禁论治，无效。"余思其病在腰椎，嘱其拍腰椎正侧位 X 线片。病人不解，曰："我腰部无任何不适，尿床与腰椎无关。"余曰："因你清醒时，一切正常无不适，入睡时，则必尿床而不知，虑其卧床入睡时，因腰椎的问题，压迫了支配膀胱的神经，使尿液对膀胱的刺激，不能反馈到大脑，而自行排出。故尿床而不知。"病人半信半疑，勉强同意拍腰椎片。果真腰椎有明显的骨质增生并有侧弯，腰 4 前滑、腰 5 与骶骨融合。余，诊其脉，沉、迟、涩；望其舌，紫暗。

辨证：肾虚血瘀，督脉受阻。

治则：益肾通督，活血通络。

处方：

| 熟地黄 30 g | 当归 15 g | 骨碎补 15 g | 牛膝 10 g |
| 寄生 15 g | 泽兰 10 g | 威灵仙 15 g | 独活 10 g |
| 续断 15 g | 木瓜 10 g | 生麦芽 15 g | 甘草 6 g |

7 剂，水煎，内服。

2004 年 11 月 14 日二诊：患者欣喜而曰："我已两日未再尿床，请您继续为我诊治。"余继用前方 7 剂，水煎，内服。并守原方，研细末，蜜制为丸，每丸重 6 g，每次 2 丸，每日 2 ~ 3 次，嘱病人巩固治疗 2 个月。

2007 年 10 月 16 日三诊：患者曰，"服药后，3 年来一直未再尿床。但是，近 1 个月来，常感腰痛。昨日和今日，都出现尿床现象了，请您为我诊治。"余，仍按原法给予治疗。处方如下：

| 熟地黄 30 g | 当归 15 g | 骨碎补 15 g | 牛膝 10 g |
| 寄生 15 g | 泽兰 10 g | 威灵仙 15 g | 独活 10 g |
| 续断 15 g | 山茱萸 15 g | 生麦芽 15 g | 甘草 6 g |

7 剂，水煎，内服。

2007 年 10 月 23 日四诊：患者曰，"服药后，已 4 日未再尿床，腰痛明显好转。"守原方，14 剂，水煎，内服。

# 引火归元巧安神

刘某某，男，42岁，糖尿病史7年，余用中药治疗，血糖控制理想，但入睡困难，心烦失眠已月余。

余观其末次用方如下：

| | | | |
|---|---|---|---|
| 生黄芪 30 g | 生白术 15 g | 生薏苡仁 30 g | 黄连 15 g |
| 生杜仲 15 g | 白僵蚕 15 g | 鬼箭羽 15 g | 郁金 10 g |
| 枸杞子 15 g | 云茯苓 15 g | 生甘草 10 g | 牡丹皮 10 g |

余切其脉，沉滑略数；望其舌，胖大暗红，白黄腻苔。

余思之，其为脾肾两虚，湿困蕴热，上扰神明。前方健脾益肾，化湿清热之药已备，若用肉桂引火归元，与前方黄连共成交泰之能，眠可自安。

处方如下：

| | | | |
|---|---|---|---|
| 生黄芪 30 g | 生白术 15 g | 生薏苡仁 30 g | 黄连 15 g |
| 生杜仲 15 g | 白僵蚕 15 g | 鬼箭羽 15 g | 郁金 10 g |
| 枸杞子 15 g | 云茯苓 15 g | 生甘草 10 g | 肉桂 6 g |

7剂，水煎，内服。

再诊，眠安。

# 秋冬进补，不再适合现代人

"秋冬进补"，在我国盛行已久。每到秋冬时节，人们习惯于吃大量的肉食品，并常常是用肉食品加参、芪等中药煲汤补养身体。殊不知，中医传统补法形成的年代，是低营养饮食、高体力劳动的年代。那时，人们吃不饱、穿不暖，还要从事高体力劳动，以致入不敷出，营养不足，因此，每到秋冬修养季节，人们习惯于进食滋补之品，调养身体。

但是，我国自改革开放以来，经济发达，物质丰富，传统的以植物性食物（粮食、蔬菜）为主的饮食方式，早已被以动物性食物（肉、蛋、乳）为主的饮食方式所取代。人们的生活已完全步入了高营养饮食、低体力劳动的年代。由于体力活动、劳动强度的不断下降，脑力劳动、竞争机制、攀比思想的不断增加，人们的代谢调节能力也在不断地下降，高营养物质常常不能完全被人体所代谢，而在体内郁积生热。因此，人们常常是在吃了大量的牛羊肉，以及人参、黄芪等补药后，不仅没有觉得精力充沛、浑身是劲，反而出现了头晕耳鸣、口干舌燥、身重体乏、大便不畅等症状。高血压、高血脂、高血糖、肥胖症等导致的糖尿病、心脑血管病、肾病、肿瘤、脂肪肝、痛风等"富贵病"，也在逐年增多，早已成为威胁人体健康的主要原因之一。所以，"秋冬进补"的养生方式，已不再适合于现代人。

中医讲究缺什么补什么。现代人主要缺的是运动，所以需要随时随地、随心所欲、自觉自愿、积极主动、循序渐进地锻炼身体，养成良好的健康习惯。另外，现代人并不拒绝进食补品，关键是要因人而异，根据每个个体的不同身体状况，让中医大夫调配适合自己的补法，才能达到补身健体的目的。

调整心态、加强锻炼、平衡膳食的综合调理，才是最佳的强身健体、防病抗衰的养生方法。

# 中医输液

中医来源于生活，服务于生活。大家熬过粥吗？熬煳过粥吗？如果我们熬过粥，熬煳过粥，那么就能明白"卫、气、营、血"的辨证道理了：锅中水、粮，初感有热——卫分证；锅中水、粮，大热翻滚——气分证；锅中之水渐少，水、粮渐稠——营分证；锅中之水渐枯，水粮黏稠焦煳——血分证。粥熬到煳是一个渐进的过程，没有截然的界线！温病，"卫—气—营—血"证，没有截然的界线，其为温热证发展的一个渐进过程。温热证，初期的在卫、气阶段，如就采取静脉输液的治疗方法（很普遍）就会引邪伏内、久而不愈甚至加重病情！温热证，如在卫、气阶段没能得到有效的治疗，邪热不断地煎熬津液，血浆减少，血黏稠度逐渐增加，直至焦煳，到了营、血阶段，出现高危状态，这时静脉输液是最快最有效的方法。静脉输液的治疗方法（术）谁都可用，关键是在疾病的什么阶段用，绝不能不辨证的滥用！

# 养生格言几则

## 一、心疗—体疗—食疗

先修养生之心，再做长寿之人，健康的心态对一个人来说最重要。

## 二、如何调整心态

不用自己的标准要求别人，也绝不为别人的标准活着。
为了生存高高兴兴做自己不能不做的事，为了名利不做自己不愿做的事。
无为，无不为，顺其自然。
情志是致病的第一要素。
情志是治病的第一要素。

## 三、如何运动

积极主动，自觉自愿——乐在其中。

随时随地，随心所欲——不拘一格。

循序渐进，量力而行——不为负担。

## 四、如何饮食

合理饮食，戒除不良嗜好。

注意饮食调养，既要使营养充足，又不能过食肥甘厚味。多吃一些清淡、少盐的素食杂粮，禁烟限酒，从而起到预防心脑血管病、肿瘤、糖尿病等的作用，提高生存质量。

第四部分

# 临证经验

学出来的方法，练出来的功。

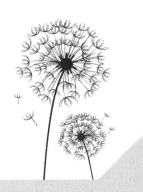

# 淋证诊治经验

　　淋证在临床上是常见病和多发病，以小溲灼热而滴沥刺痛、频数短赤、小腹拘急、痛引腰腹为其主症，可见于现代医学的泌尿系感染和尿道综合征，如急、慢性膀胱炎，急、慢性肾盂肾炎，急、慢性前列腺炎，泌尿系结石和其他泌尿系疾病并发感染等。泌尿系感染的发病率，在感染性疾病中，仅次于呼吸道感染而居第二位。泌尿系感染可发生于所有人群，多见于女性，尤其是育龄期妇女。国内普查显示女性泌尿系感染的发病率为 2.05%，60 岁以上女性的发病率更是高达 10% ~ 20%。西医治疗泌尿系感染，主要是祛除诱因，应用抗生素消除感染，以及对症支持治疗。然而，因为抗生素的临床使用欠规范、药物的肾毒性、细菌产生耐药性等原因，泌尿系感染的发病率及复发率，并未随着抗生素的飞速发展而降低，而有些患者感染已经控制，但仍有明显尿频、尿痛等症状，或者病情反复发作，患者深为所苦。中医药治疗，在控制感染、减少复发、改善症状、提高生活质量等方面，都有较好效果，并且不良反应少，效价比高。

## 一、历代医家对淋证的认识

　　《金匮要略》提出"淋家不可发汗"。

　　朱丹溪在《丹溪心法·淋》中提出"淋有五，皆属乎热，解热利小便"，并重视上焦心火与淋证发生的关系，提出"执剂之法，并用流行滞气，疏利小便，清解邪热。其于调平心火，又三者之纲领焉。心清则小便利，心平则血不妄行"，又说"夫散热利小便，只治热淋血淋而已，其膏沙石淋，必须开郁行气，破血滋阴方可也"，并认为"最不可用补气之药"。

明代王肯堂在《证治准绳》中则言"初起之热邪不一，其皆因得传于膀胱而成淋。若不先治其所起之本，止从未流胞中之热施治，未为善也"，提出淋证当随病本不同而异治的主张，至今仍有重要意义。

张景岳在《景岳全书》中提道，"淋之初病，则无不由乎热剧，无容辨矣。又有淋久不正，久痛涩皆去，而膏液不已，如白浊者，此为中气下陷及命门不固之证。故必以脉以证，而察其为寒为热为虚，庶乎治不致误"，指出久淋不止，湿热耗伤正气，邪气不盛而正气已虚，形成脾肾两虚、中气下陷、下元不固之证，重视"虚"在淋证中的重要位置。他对淋证的治疗提出了"热者宜清，涩者宜利，下陷者宜升提，虚者宜补，阳气不固者宜温补命门"的辨证论治原则，这些理论一直为后世医家所遵循。

今人万铭教授认为，急性泌尿系感染有隐匿的局部"血脉不畅"的血瘀证，致病菌侵入下尿路，引起局部组织变性坏死，发生炎性充血，形成局部瘀血，临证不必拘于"新病少瘀""久病才瘀"，即使没有固定性刺痛、舌质瘀紫、脉涩或结代等征象，也应该尽早投以活血化瘀药物。其认为急性泌尿系感染治疗应以清利、益肾、化瘀为基本治则，并不必拘泥于"淋证忌补"之说，祛邪的同时佐加扶正药物，不会有恋邪之弊。现代药理研究也发现，活血化瘀药有免疫双向调节、抗炎抗菌、抗结缔组织增生等多种作用。

## （一）分类辨治

《诸病源候论·淋病诸候》将淋证分为石淋、气淋、膏淋、劳淋、热淋、血淋、寒淋七候论述，后世医家多宗此，分而治之。

淋证，从唐代至明清时期，形成了较为完善的证治方法及方药。李中梓在《医宗必读》中，详细论述了诸淋的辨治用方。石淋，用神效琥珀散、如圣散、独圣散。劳淋，有脾劳、肾劳之分，劳于脾者，宜补中益气汤与五苓散分进，专因思虑者，归脾汤；劳于肾者，生地黄丸或黄芪汤，肾虚而寒者，金匮肾气丸。血淋，属血瘀者，一味牛膝煎膏或四物汤加桃仁、通草、红花、牛膝等；血虚者，六味丸加侧柏叶、车前子、白芍，或八珍汤送益元散；血热者，宜黄连、黄柏、生地黄、牡丹皮、木通等。气淋，实者用沉香散、石韦散、瞿麦汤；

虚者，八珍汤加杜仲、牛膝，倍茯苓。膏淋，鹿角霜丸、大沉香散、沉香丸、海金沙散、菟丝子丸随证选用。冷淋，则用肉苁蓉丸、泽泻散或肾气丸。时振声教授提出，热淋祛邪，重在清利；气淋调肝，重在通滞；劳淋扶正，重在补虚；膏淋之利，重在活血；石淋之通，重在排石。

### （二）分期辨治

古代医家对淋证的治疗，没有明确提出分期辨治。现代医家提出淋证的治疗，应首先分为急性期与慢性期。急性期或慢性期急性发作，当以祛邪为要务；急性感染恢复期或慢性感染者，当以扶正及清利余邪为重点。王自敏教授认为，泌尿系感染，初起多因膀胱湿热，其病在腑，属于实证，当以清利膀胱湿热为主；病久不愈，即转为虚证，出现肾气不足、脾气虚陷、气阴两虚等脏气虚损征象；也有正气已虚，湿热邪气未尽，气血瘀滞等虚实夹杂的情况，当审清标本虚实，进行有的放矢的治疗。

### （三）分证辨治

古代医家，分证辨治者，当推清代医家叶天士。叶天士治淋证，主要从虚实两端分证而治。实证分为：①湿热下注证，治宜苦辛寒，用萆薢竹叶方、萆薢猪苓方等；②心肝火盛证，用导赤散加减，或萆薢分清饮加减；③气闭郁滞证，用紫菀枇杷叶方或萆薢乌药方；④精瘀阻窍证，治宜滑利通阳，辛咸泄急，宣窍通瘀，用虎杖散或牛膝膏等。虚证分为：①阴虚湿热证，治宜清热、顾护阴体，用滋肾丸、大补阴丸，或六味地黄丸去山茱萸，加车前子、牛膝、黄柏、萆薢，或都气丸加威喜丸；②肾阴虚损证，治宜通润，不伤阴阳，用生地益母草方或养阴通腑方；③肾气不摄证，治宜收纳肝肾，用金匮肾气汤或熟地杞子方或苁蓉柏子仁方；④阴阳两损证，用扶阳化浊方，或菟丝子覆盆子；⑤奇经虚损证，治宜理阳通补，升固八脉之气，用青囊斑龙丸或鹿茸人参方、麋鹿河车方；⑥心脾气虚证，治宜调理心脾，用人参桑螵蛸方。

近代临床医家，亦多从病机辨证分型而治。李氏将泌尿系感染，辨证为膀胱湿热型、肾阴不足湿热留恋型、气阴两亏湿热未净型、脾肾两虚余邪未清型、气滞血瘀迁延型。王自敏教授在常见证型之外，尚提出肝胆湿热型，认为湿热下注膀胱，并兼见少阳枢机不利，见寒热往来、口苦欲呕、情志抑郁等症，治以清湿热，利水道，龙胆泻肝汤加减。黄文政教授认为顽固性泌尿系感染，常见证型有上热下寒、阴虚火旺、瘀热互结。上热下寒证，多由反复泌尿系感染，致人体阴阳失衡，常为气阴不足、湿热内蕴、脾肾阳虚诸证并存，治以清上温下，调整阴阳，方用清心莲子饮加附子、肉桂、小茴香；阴虚火旺证，常因湿热蕴久，或五志化火，伤及人体阴液所致，治以滋肾水清肝火，方用滋水清肝饮加减；瘀热互结证，多为泌尿系感染反复发作，致湿热与瘀血互结，治以活血化瘀，清利湿热，方用桃核承气汤加减。

另有将分类辨治与分证辨治结合者：①徐方镇将热淋辨为湿热型，石淋分为下焦湿热型、脾肾两虚型，血淋分为湿热蕴结型、气阴两虚型，膏淋分为湿热型、脾肾气虚型，劳淋为脾肾两亏型。②李淑英把所治疗的200例石淋患者辨为湿热蕴结型130例，阴虚湿热型16例，肝郁气滞型39例，瘀血内阻型6例，脾肾虚弱型9例。③赵绍琴教授提出五淋论治九法：清利湿热，化石通淋法，用于石淋者；疏理气机，以通水道法，用于气淋属气滞者；培补中气，以畅水道法，用于气淋属虚者；清湿热，凉血分，以止溲红法，用于血淋实者；育阴清热，和血止红法，用于血淋日久，阴虚热炽者；益气养血，保元止红法，用于血淋已久，气血两虚者；分利湿热，化浊通淋法，用于膏淋者；益肾气，化湿邪，以通水道法，用于劳淋肾气不足者；滋肾水，温命火，以充下元法，用于劳淋日久，下元不足，劳而即发者。

## 二、病因病机

在淋证的发生发展过程中，脾失健运、肾阴耗伤、湿热内困、膀胱气化不利，是贯穿淋证始终的主要特点。

### （一）饮食壅腻，湿邪内生

脾胃为后天之本，生化之源，与水谷的运化吸收有着密切关系。《素问·经脉别论》曰："饮入于胃，游溢精气，上输于脾，脾气散精，上归于肺，通调水道，下输膀胱，水精四布，五经并行。"此段经文，论述了人体正常水液代谢的过程。在正常生理情况下，水谷入胃，脾为胃行其津液，借助肺之调节，营养周身，并赖肾之温煦，三焦之气化，使气血津液各归其所，或变为汗，或变为溺，或化为浊气而排出体外。肺、脾、肾三脏，在调节体内水液代谢方面，起着决定性作用。若肺、脾、肾三脏健旺无病，水饮得输，津液得布，不留不聚，就无湿可言。在此三脏中，湿的生成，重点在脾。脾主运化而恶湿。"运化"者，有营运、运输、转化的意思。《素问·太阴阳明论》说："今脾病不能为胃行其津液，四肢不得禀水谷之气，气日以衰，脉道不利，筋骨肌肉，皆无气以生。"运化，包含了消化饮食变为水谷精微、气血津液，运行并营养全身，以及将废物排出体外，这样一个复杂的生理过程。

近年来，由于生活水平的日渐提高，饮食逐渐丰富，人们的生活方式改变，对脾胃的运化功能有了很大的影响。现在，人们长期进食滋腻厚味、醇酒冷饮，以致壅塞脾胃，使脾胃负担长期过重，所谓"饮食自倍，肠胃乃伤"。如此日久，可致脾胃功能失调，不能自复，造成脾的运化功能下降；又加坐多行少，运动量小，使整体代谢能力下降，终致水液运化不及，停留体内，而成湿邪。故现在即使是在干燥的北方，湿邪也很多见。路志正教授在20世纪80年代，就曾提出"北方亦多湿邪论"。在这些不良饮食习惯中，"冰冻饮食"对脾胃的影响，尤为突出。冰箱，最初原是为延长食物保存时间而生，后来随着冷饮的产生和流行，其作用日渐广泛，人们直接食用冰冻食物的机会也越来越多。然而脾为阴土，属太阴，最易为寒邪所伤。若经常食用冰冻低温食物，最易折损脾阳。长此以往，脾胃运化失常，湿邪内生，又可反过来困阻脾运。故，现代人脾虚、脾湿者，最为常见。饮食不节，伤脾；脾虚，生湿；湿困，蕴热；湿热内阻，内外之气相引，又容易感受外来湿热秽浊之邪。

湿为阴邪，黏腻重浊，其性趋下。湿热流注下焦，蕴结膀胱，致膀胱气化失司，水道不利，而成淋证。现代医学也已经证实，病菌侵入后，泌尿道会产生复杂的防御反应，涉及免疫系统的多个方面，包括体液免疫、细胞免疫及补体系统。当机体免疫系统不能抵御病菌的入侵，就会发病。高梅等报道湿热证模型动物血液中 IgG 含量显著降低，且与脾虚动物模型结果一致。可见，内有湿热及脾虚，可导致机体的免疫力下降，从而对细菌感染存在着易感性。

**（二）外感邪气，湿热壅盛**

内有湿热，易感外来湿热秽浊之邪，从而发为淋证。其受邪途径有二：一是火热之邪直犯肾与膀胱，如外阴不洁，或隐忍小便，久而不排，或房事不节，毒邪乘虚而入；二是他脏有热，传于肾与膀胱。如戴思恭说："凡有热则水液皆热，转输下之，然后膀胱得之热矣。"一般初犯之时，感邪较重，湿热互结，湿遏热伏，热蒸湿动，湿不得泄，热不得越，则成湿热壅盛之势，或湿热蕴蒸化毒。临床上，常见于泌尿系感染初犯或反复发作急性期的患者，症状表现为膀胱刺激征明显，排尿灼热，滴沥刺痛，小便频数短赤，甚则出现发热、腰痛等湿热壅盛、熏蒸于内之象，舌质红，舌体多胖大，苔黄腻或水滑，脉弦滑或滑数。

### （三）湿热胶着，耗伤正气

湿性黏腻，湿和热胶结为患，向来难去，自古即喻为"如油入面"。叶天士在《南病别鉴》中说："热得湿而热愈炽，湿得热而湿愈横。湿热两分，其病轻而缓，湿热交合，其病重而速。"湿热久蕴，可从患者体质或外感时邪发生转化，从阳化热，从阴化寒。热重者，易耗伤津液，或湿热化燥，耗伤气阴；湿重者，易损人之阳气。湿热既是脏腑失调的结果，又能进一步影响脏腑功能，进而加重湿热之势，耗伤人之正气。在治疗过程中，湿需温化，热需寒清。但，过用寒凉之品，易阻碍脾运，加重湿邪；过用温热之药，又可助火热之势，而耗伤气阴。故，湿热为患，既是临床常见病，又是临床治疗的难点。临床上，有的泌尿系感染者，经用抗生素治疗后，症状好转不明显，或好转后一旦停药则症状复现。其病情反反复复，常常为了控制病情，而长期使用各种广谱抗生素。可是，抗生素类似于中药的苦寒之品，适用于热毒之证。然，其用于湿热之证，则清热而助湿。因此，对于湿热所致的淋证患者来讲，抗生素可以杀灭细菌，但无法改善患者湿热内蕴、易于感染的身体环境。湿热内蕴的身体环境，极易感染细菌，同时为细菌繁殖的温床。若过用苦寒的抗生素，可伐伤脾胃而有助湿邪，导致湿热留恋。故，一旦停用抗生素，药效消失极易复发，常常是"药在效在，药没效没"。

湿热型淋证的临床表现多以尿频、尿急、尿热，或者排尿不畅为主，而尿痛不甚明显，常伴有肢体困重、神疲乏力、易于感冒、劳累后易复发等正气不足之表现，舌红或暗红，舌体胖大，多有齿痕，苔白黄腻，脉沉滑或滑细。

### （四）气血不畅，瘀热互结

情志，是中医历来非常重视的致病因素。气血不畅，瘀热互结，与人们的心理状态密切相关。情志是第一致病因素，情志也是第一治病因素。不良的情绪刺激，可以使气机失常，脏腑功能失调，气血运行不畅。特别是近三十年来，随着中国社会的快速发展，环境变迁巨大，影响着个人在社会中的政治地位、经济地位、人际关系。生活中各种诱惑纷繁，竞争激烈，机遇稍纵即逝，若所愿不遂，易致情志不畅，日久则致气机失常，气血郁结。现代人又普遍活动量小，运动少，代谢慢，更加重气血不畅，日久则易形成瘀血内停，若再感受湿热之邪，湿热瘀血互结，可进一步加重脏腑功能失调，导致邪气久羁，缠绵难去。尤其妇女在围绝经期，整体调节功能下降，情绪难以控制，气机易于紊乱，加上女性本身生理结构上的易感性，这个时期更容易感邪而发为淋证。并且，围绝经期妇女发病后不易完全恢复，对心理又成为一种不良的刺激，形成一种恶性循环。故而，淋证在围绝经期妇女中迁延不愈或反复发作者多见，实验室检查已恢复正常而自觉症状仍然痛苦者亦不少见。另外，淋证早期，湿热毒邪蕴结，热郁则气滞，湿阻则血停，或淋证后期，正气不足，气阴耗伤，均可造成气血不畅。气血不畅，水道不利，瘀热互结，胶结难分，病机复杂，治疗较为棘手。此类病人的尿道灼热疼痛症状明显，伴有下腹坠胀不适、排尿滴沥不畅，或者主诉为"尿道抽痛""不能憋尿"，情志不舒则症状反复，舌质暗红，苔白黄腻，脉沉弦或弦涩。

### （五）虚实夹杂，迁延难愈

淋证初起多为实证，但久病，或失治、误治导致湿热久羁耗伤正气，或因年老体虚，素体不足，加之劳累过度，情志不调，房室不节，则转为虚实夹杂之证，致使正虚邪恋，迁延不愈。病延日久，湿热每易耗伤气阴，或阴伤及阳，而为阴阳两虚或肾阳虚衰。临床上可见阴虚夹湿热、气虚夹水湿，或者脾肾两虚、气阴不足、湿热邪恋等，常表现为小便淋沥不已，时作时止，过劳即发，神疲，腰酸，乏力，容易反复发作加重，可见于慢性泌尿系感染或复发性泌尿系感染的患者。

## 三、治则治法

### （一）抗生素的恰当使用

淋证患者中，以泌尿系感染最为常见。抗生素的发展及应用，为泌尿系感染的药物治疗，提供了更多的选择，并大大提高了单纯性泌尿系感染、初发性泌尿系感染的治愈率。但是，反复发作性泌尿系感染的复发率、复杂性泌尿系感染的死亡率，并未由此获得改善。而且，随着抗生素的滥用，耐药菌株层出不穷，使越来越多的原先敏感的菌株变得"无药可救"。"L"型变态细菌的出现，形成了一类特殊的"L"型细菌感染性泌尿系感染，其反复发作，难以控制。特别是妊娠妇女、老年人、肝肾功能受损等特殊人群，对抗生素不良反应的不可耐受性，使抗生素的运用陷入了两难的境地。

中医治疗泌尿系感染时，抗生素当用则用，但不轻率使用。患者为泌尿系感染初犯，自觉症状明显，查尿常规示白细胞 >10 个 /HPF，舌红苔黄，脉滑数或弦滑数，证属热毒壅盛者，可考虑应用抗生素。一般选用喹诺酮类，或头孢一、二代；有尿培养及药敏结果的患者，则应参照药敏试验结果选药。若患者泌尿系感染反复发作，就诊时自觉症状不明显，或泌尿系感染发作频繁，曾经使用多种抗生素，一旦停药则复发，舌暗或淡，苔腻或滑，热象不明显，反见湿象者，则不宜使用抗生素。因为：①抗生素类似于中药的苦寒之品，仅适用于热毒壅盛之证；②抗生素虽然可以迅速杀灭细菌，但不能改善患者湿热内蕴、容易感染细菌并易于让细菌繁殖的体内环境；③大量使用抗生素，过用苦寒，反会伐伤脾胃，有助湿邪，湿滞邪恋，反易感染，临床显现"药在效在，药没效没，甚或药在效没"。

故此，中医治疗泌尿系感染，应用抗生素，要以辨证为基础，热毒壅盛者，可用；湿困蕴热者，慎用；寒湿内困者，禁用！

### （二）维生素 C 不能随意补充

我们在临床上观察到很多患者尿常规检查中的维生素 C 呈阳性，因为人们普遍认为维生素 C 是有益的，很多人有意识地在补充维生素 C，甚至是大量服用维生素 C。确实，维生素 C 可以增强免疫系统功能，预防普通感冒，还有抗癌作用等好处，但维生素 C 真的是越多越好吗？

　　近 20 年来，随着中国经济快速发展，人们的生活方式也发生了巨大变化。自秦汉以来，迨至明清，或者至 20 世纪 70 年代，人民生活水平都普遍不高。老百姓平时就吃粗粮淡汤，过节才或多或少吃点肉食，甚者在困难时期吃饱肚子都不容易，更无从谈起营养。用一句话概括以前的生活方式就是"低营养饮食，高体力劳动"。在那些年代，营养较为缺乏，适当的补充一点维生素是需要的。改革开放以后，经过几十年的发展，人民的生活水平明显提高。人们餐桌上的食物品种越来越多，摄入的肉类、水果也大大增加。在温饱有了保证以后，人们开始追求营养保健。同时很多人还有一种补偿心理，加上媒体及公司的宣传，因而对维生素类保健品甚是追捧。而实际上，20 世纪 90 年代以后的现代城市中，一般生活水平、饮食结构均衡的人，是很少会缺乏营养的，而像各种"大腕儿"老板、达官贵人，日日酒肉充腹，以车代步，真正缺乏的是将各种摄入过多的物质代谢掉的能力。近年来，糖尿病、高血压、高脂血症等疾病之所以高发，与人们现在"高营养饮食，低体力劳动"的生活方式有很密切的关系。人体吸收维生素 C 的能力也是有限的。在正常情况下，人体维生素 C 库为 1500 mg，多余的维生素 C 大部分随尿排出，少部分随大便、汗及呼吸道排出。中国营养学会推荐的每日维生素 C 供给量，成人为每人每日最低 30 mg，最高 75 mg，孕妇最高 80 mg，乳母最高 100 mg。德国营养学会建议，每人每天应摄取 50 ~ 100 mg 维生素 C，刚好使血中的维生素 C 饱和。2006 年出版的《中国居民营养与健康状况调查报告之二——2002 膳食与营养素摄入状况》中指出，2002 年我国城乡居民平均每标准人日蔬菜的摄入量为 276.1 g，每标准人日水果的摄入量为 45 g，城市居民每标准人日水果的摄入量达到 64 g，较 1982 年均有上升。人们如果按照正常的均衡饮食及使用合理的烹调方式，摄入适量的新鲜蔬菜和水果，是不会缺乏维生素 C 的。从食物中摄取的复合营养也是全面均衡而容易吸收，不易产生不良后果的，所以，并不需要额外补充维生素 C。如果确实需要补充，也应遵从医嘱，不应自行滥用。

　　然而，时至今日，维生素 C 仍是最受欢迎、使用最广泛的维生素，这和大众的认识，以及媒体、厂家的广告大力宣传是分不开的。实际上，在美国有一场围绕维生素 C 的大论战已延续了 20 多年，至今仍余波未了。至今尚没有确切有力的证据证实维生素 C 确实能够预防感冒，也没有确切证据证明大剂量补充维生素 C 真的对人体是有益的，反而有很多人提出服用维生素 C 过量可出现不良后果。维生素 C 摄取过量时，白细胞周围的维生素 C 过多，不仅妨碍白细胞摧毁病菌，而且会使病菌和癌细胞得到保护。服用过量的维生素 C 可使人体出现高尿酸尿症和高草酸尿症，有可能会引起草酸及尿酸结石的形成。此外，还有人提出，大量服用维生素 C 能抑制神经肌肉接头冲动的传递速度，使肌肉容易发生疲劳，而且长期大量摄入维生素 C，体内会产生相应的酶来分解，破坏过量的部分，若摄入突然减少，就会造成维生素 C 缺乏。当然这些反对意见也有不少难以找到确切证据。现在已经可以确定的是，尿液中的维生素 C 含量过高，可导致尿液检查结果中的尿糖、亚硝酸盐、红细胞出现假阳性的结果。我们在临床上观察到很多泌尿系感染反复发作或主诉乏力、四肢酸困的病人检查尿常规中的维生素 C 阳性，说明此类病人体内的维生素 C 过量了，从尿中排出去了。维生素 C 水溶液呈酸性，摄入过量后易导致体质酸碱失衡，从尿中排出又可使尿液偏酸性。人体内环境失调，若局部环境又有利于细菌生长，则更容易发生泌尿系感染。所以，过量服用维生素 C 非但不能增强人体的免疫能力，反而会使其受到削弱。从中医观点来看，维生素 C 类似于性味甘平的药物，适量的摄入可以益气扶正，增强免疫力。但每个人因为体质的不同，对维生素 C 的需要和代谢能力是不一样的。中医讲甘能生湿，摄入过量维生素 C 容易使人处于一种湿困的状态。湿邪困阻也会导致人体出现类似于缺乏维生素 C 的疲乏无力、容易感染等表现，不要误以为是维生素 C 缺乏而一味盲目的补充。

总之，维生素 C 的作用与剂量问题仍需继续研究。从中医的角度来理解维生素 C 的作用也还是一个初探，临床观察也有很多不够细致的地方，值得进一步深入研究。

### （三）顾护后天脾胃

脾胃乃后天之本，气血生化之源，关于脾胃对人体的重要性，如李东垣在《脾胃论》中说："元气之充足，皆由脾胃之气无所伤，而后能滋养元气；若胃气之本弱，饮食自倍，则脾胃之气既伤，而元气亦不能充，而诸病之所由生也。"人体所摄入的饮食，全赖脾胃吸收、转化为水谷精微之气输布全身，若脾胃运化不及，不仅生化无源，更容易变生湿热。患病之后，口服药物也需要脾胃吸收转化才能发挥应有的作用。淋证的主要病机是湿热为患，阻遏脾运，耗伤肾阴。治疗时，长期使用清利药物，又易损伤脾胃，耗伤肾阴。所以，在淋证的治疗过程中，需时时以顾护脾胃为念。古人云："留得一分胃气，便有一分生机。"将脾胃的重要性提到了与性命相关的层次。邪实时，当健运脾气以祛除湿邪；疾病后期，则应调理脾胃以杜生湿之源。顾护脾胃之药，以性味甘平之生麦芽为妙。《本草汇言》说："大麦芽，和中消食之药也。补而能利，利而又补，如腹之胀满、膈之郁结，或饮食不纳，中气之不利，以此生发之物而开关格之气。"生麦芽能升发鼓舞脾胃之气而消食化积，又能疏肝调气解肝郁，可以防止苦寒药物伤脾、滋腻之品碍胃，又可促进药物吸收，提高疗效。运脾除湿之药则首选苍术，苦温香燥，正合脾之喜温燥而恶湿，用于湿浊困脾、脾失健运之证甚为适宜。

### （四）除湿勿伤阴，护阴勿留湿

淋证病久，或失治误治迁延不愈，湿热久稽，复加苦寒清利之品，容易耗伤气阴。正气不足，祛邪乏力，又更使湿热滞留不去。临床上所见淋证患者，以虚实夹杂者最为常见，其中又以阴虚夹湿热之证最为多见。患者或诉泌尿系感染反复发作，久治不愈，或化验检查已经正常，而症状表现仍然明显，可见口干渴，舌红苔腻，但舌体胖，或有齿痕，苔剥、有裂纹，或表面津液不足，脉滑细。当此之时，唯仔细辨清阴虚与湿热，何者为重，何者为轻，各占几分。同时，还要分清阴虚，是肾阴虚，还是肺胃阴虚；湿热，是湿重还是热重。处方遣药，方能心中有数。切不可妄投苦寒，或过用清利，邪气不去，正气也不易恢复。治宜甘淡渗湿之法，通利膀胱，宣达气机，并兼顾气阴，使湿浊得化，热随湿去，补气养阴，正气渐复，而能祛邪。用药如瞿麦、萹蓄等利湿通淋而不伤阴分之药，或在清利的同时配合养阴护阴之法。此时用养阴之品，尤恐壅腻助湿，可选生地黄，性寒质润，清热凉血，养阴生津；或用石斛，养胃肾之阴，并偏于滋肾、退虚热。此二药皆为养阴良药，性皆轻灵，不若熟地黄、阿胶之类性质沉厚，同时稍配运脾行脾之品，则无助湿之虞。

## （五）温药的运用

湿为阴邪，祛湿之法，有苦温燥湿、清热燥湿、芳香化湿、淡渗利湿等。对于下焦湿热证，清热燥湿和淡渗利湿较为适宜和常用。但湿热久延，耗伤气阴，日久阴损及阳，或用药过于寒凉，易使湿从寒化，折损肾阳。因此，在治疗过程中，当寒温之法并用，于寒凉药中适当加入少量温通之药，不但没有冰伏邪气之虞，更能使湿去而热易清，并可宣畅气机，流通气血，增强疗效。作为寒凉派代表人物的刘完素对温热药的运用就独有见解，擅长运用肉桂温通之性反佐寒凉，如他在芍药汤中以大队苦寒药中选配肉桂，寓苦寒清热利湿中有助气化之意。淋证迁延日久，经常服用抗生素或寒凉药物的淋证患者，常见湿邪困阻、膀胱气化不利之证。此时患者尿急尿痛不甚明显，而以尿频、排尿不畅，滴沥不尽或小腹酸胀不适、腰酸乏力为主要表现，舌淡或暗，苔腻或滑，热象不明显，以湿象为主。用药时切忌一派苦寒直折，或单纯清利之品叠加，而应适当加入温化之药，有利于使湿去而恢复膀胱气化之机，可收事半功倍之效。此类药物以苍术、白芷、肉桂等为代表。

## （六）女性的特点

淋证患者以女性多见，在诊治的时候要充分考虑到女性的生理、心理及病理特点对疾病的影响。

### 1. 妇科疾病对女性的影响

白带污染对尿检结果有明显影响，当患者临床表现与检验结果不符时要首先除外白带的污染。尤其当患者同时患有阴道炎、盆腔炎等慢性妇科炎症时，邻近器官炎症刺激亦可使患者出现尿频、小腹不适等表现，需要细心分辨。此类疾病属下焦湿热证者亦多，治疗时可适当加入大血藤、白芷等清热活血、除湿辟秽止带之品。

### 2. 围绝经期对妇女的影响

围绝经期是妇女从中年时期到老年时期的过渡。此时女性卵巢功能逐渐衰退，体内雌激素水平明显降低，整体调节能力下降，机体若不能适应这种变化，则会出现种种症状，即围绝经期综合征。围绝经期是妇女一生中的一个生理转折，是脏腑功能衰退、生殖功能丧失的开始。《内经》中说："女子……七七任脉虚，太冲脉衰少，天癸竭，地道不通，故形坏而无子。"处于这个特殊时期的女性生理及心理调节能力下降，本身就可出现焦虑、失眠、心慌等精神神经症状，发生其他疾病后就更容易出现烦躁、焦虑等不良情绪。这些不良情绪可以加重患者对症状的主观感受，并使人体气机紊乱而致疾病不易恢复。症状的长期维持或反复发作又加重心理负担，从而形成恶性循环。现代社会，受过良好教育、文化程度较高的妇女越来越多。妇女在社会生活中也承担了越来越多、越来越重要的事务。很多知识女性认为月经是年轻的象征，绝经则意味着衰老，意味着丧失女性的特征，因而在度过这个转折时期的时候，文化程度高的妇女因为心理的不适应，更容易出现各方面的问题。围绝经期综合征的发生率，随文化程度的增高而增高，精神神经心理症候群的发生率随学历增高而增高。因此，在面对处于这个阶段的患者的时候，要耐心对其解释疾病的发病原因、病情变化及治疗情况，使患者调整心态，配合治疗。同时要考虑到此时患者容易出现肾虚精亏、阴虚肝旺、心脾不足、心肾不交的病机，从患者的主要矛盾入手，兼顾他证，而不独以清利湿热为其治也。

### 3. 老年生理变化对妇女的影响

老年妇女雌激素水平低下，阴道及尿道上皮萎缩，分泌抗体及自洁能力降低，导致局部抵抗力下降，容易发生泌尿系感染。其患病多为劳淋，病情虚虚实实，反反复复，屡治不愈。治疗应虚实兼顾、攻补兼施，做到补而不敛邪、攻而不伤正。

总而言之，淋证临床病机复杂，病因及影响因素众多，临证之时当详察病机而治，正如《素问·至真要大论》曰："谨守病机，各司其属，有者求之，无者求之，盛者责之，虚者责之，必先五胜，疏其血气，令其调达，而致和平。"

## 四、常见证型分析

### （一）湿热内困，流注下焦

【症状表现】 尿频尿急，尿短色黄，小便灼热刺痛，小腹胀痛，或见口渴心烦，口舌生疮，或排尿涩痛，见肉眼血尿，甚者可伴发热、腰痛，舌红，苔黄白厚腻，脉滑数。

【治法】 清热利湿，通淋利尿。

【方药】

苍术 10 g　　知柏各 10 g　　连翘 15 ～ 30 g　　六一散 15 g

竹叶 10 g　　川牛膝 10 g　　泽泻 10 ～ 15 g　　生麦芽 15 g

【方意分析】　本证多见于淋证初期，或劳淋反复发作的急性期，感受湿热秽浊邪气，湿热壅盛，流注下焦，治当清利湿热，祛邪通淋。君以知母、黄柏清利下焦湿热，苍术化湿运脾，黄柏得苍术，以温制清，清热而不损阳，苍术得黄柏，燥湿而不助热；臣以滑石、竹叶利窍渗湿，引热从小便而去，连翘清热解毒、宣散气血、利尿泻热，泽泻泄肾中邪气；佐以生麦芽和中州，助吸收，防止寒凉伤脾碍胃；川牛膝引药下行，甘草调和诸药，均为使药。

【加减运用】　①湿热下注，热伤血络，热迫血行，而见肉眼血尿者酌加小蓟、仙鹤草、生地黄凉血止血、清利湿热。②心火移于小肠，尿热刺痛明显，又见口渴心烦、口舌生疮等心火上炎表现者，加通草、生地黄，取导赤汤之义，引心火从小便而去。③外感邪热，热盛于湿，伴发热者可酌情配用抗生素，加大连翘用量，配萹蓄清热解毒泻火，防风疏风散热。

【病案举例】　张某某，女，37 岁，北京市顺义区农民，2009 年 8 月 13 日初诊。患者易尿路感染，常用抗生素治疗，本次发作 2 周，抗生素治疗不能缓解，尿频尿急，便尿灼热涩痛，小腹胀痛，心烦口渴，舌痛口疮，大便秘结，舌红，舌边、尖及口腔黏膜散发溃疡，舌苔黄白厚腻，脉滑数，肌肤灼热。尿常规示白细胞（＋），隐血（＋＋）。

辨证：湿热内困，下注上灼。

处方：

苍术 15 g　　知柏各 10 g　　六一散 15 g　　连翘 15 g

泽泻 15 g　　车前子 10 g　　酒大黄 10 g　　小蓟 15 g

竹叶 10 g　　生地黄 10 g　　生甘草 10 g　　通草 5 g

水煎服，每日 1 剂。共服 7 剂而愈。

（二）脾虚失运，湿热留恋

【症状表现】　小便频数淋沥，反复发作，时作时止，小腹坠痛，伴乏力，周身酸楚，精神不佳，纳食减少，或胸脘痞闷，小腹坠胀，大便不畅或溏软，或见带下量多，嗜睡多梦，舌淡红或舌尖红，舌体胖或有齿痕，苔白黄腻，脉滑或滑数。

【治法】 运脾化湿，泻热通淋。

【方药】

| 苍术 10 g | 生白术 15 g | 薏苡仁 15 ~ 30 g | 白芷 6 ~ 10 g |
| 竹叶 10 g | 炒知柏各 10 g | 泽泻 10 ~ 15 g | 连翘 15 ~ 30 g |
| 牛膝 10 g | 生杜仲 10 g | 生麦芽 15 ~ 30 g | 甘草 6 ~ 10 g |

【方意分析】 本证多见于素体脾虚，或过用苦寒伤脾，脾失健运，湿热亦留恋不去者。方中以苍术、生白术、薏苡仁为君，燥湿渗湿，健脾助运，复中焦气化之机；知母、黄柏清利下焦湿热，连翘、竹叶、泽泻利尿通淋祛湿热，共为臣药；佐以白芷芳香化湿辟秽，生杜仲温肾化气，生麦芽顾护脾胃，牛膝祛瘀通淋，引诸药下行；使以甘草调和诸药，固护中州。

【加减运用】 ①湿热久困，脾失健运，日久损及肾阳，气化无力，而见尿频、排尿不畅、腰膝酸软者，加肉桂增强温肾助气化之力，与知柏共成通关丸，通下窍助气化。②脾虚生化乏源，湿热日久耗伤正气，小腹坠痛，四肢乏力，周身酸软，精神不佳，加生黄芪益气健脾，助运化湿；脾虚肝旺，肝气乘脾，见大便溏泻，肠鸣腹痛，加陈皮、白芍、防风健脾柔肝。③若脾虚湿盛，小腹酸胀，腰骶酸楚，带下量多，酌加白芷燥湿止带，大血藤清热解毒，祛瘀止痛。④湿热内蕴，上扰心神，见睡眠不实、多梦者加茯苓、竹茹渗湿除烦，安神助眠。

【病案举例】 姜某某，女，47 岁，北京市东城区人，2007 年 10 月 14 日初诊。患者易发尿路感染，近 5 天来出现小便频急，排尿后尿道抽痛，腰酸乏力，腹胀便溏，饮食一般，情绪紧张，无发热，自服抗生素及尿感宁无效。检查：体胖，舌暗胖，苔白黄腻，脉沉滑，尿检（－）。

辨证：脾虚湿困，蕴热下注。

处方：

| 苍术 10 g | 炒白术 15 g | 薏苡仁 15 g | 连翘 15 g |

炒知柏各 10 g　　　瞿麦 20 g　　　　川楝子 10 g　　　牛膝 10 g

竹叶 10 g　　　　　分心木 15 g　　　生麦芽 15 g　　　甘草 10 g

水煎服，每日 1 剂。3 剂症解，后继调养。

## （三）肾阴不足，湿热下注

【症状表现】　小便频急，淋沥不尽，腰酸痛，易疲乏，手足心热，口干渴喜饮，或伴头晕、心烦，舌红体瘦或有裂纹，苔白黄腻，表面少津或局部剥脱，脉细滑或弦滑。

【治法】　育阴清热，除湿通淋。

【方药】

生地黄 30 g　　　连翘 30 g　　　　分心木 15 g　　　甘草 10 g

竹叶 10 g　　　　瞿麦 20 g　　　　川牛膝 10 g　　　通草 6 g

【方意分析】　本型多见于淋证迁延，湿热羁留日久不去，耗伤肾阴，导致阴虚与湿热并见者。方中君以生地黄、连翘滋阴生津，清热解毒，养阴而不滋腻，清热而有轻灵宣通之性；以分心木、瞿麦益肾通淋，竹叶、通草清心经与小肠热，引热从小便而去，共为臣药；川牛膝引药下行，活血通淋，甘草顾护脾胃，调和诸药，共为佐使。诸药共奏育阴清热除湿之功。

【加减运用】　①肾阴不足，湿滞不化，尤其湿象明显者，可酌加苍术，与生地黄相配，一燥一润，一刚一柔，燥湿相合，刚柔相济，脾肾兼顾，相辅相成。②肺有郁热，或内热上冲，口干咽痛，颜面小痤，酌加桑白皮、黄芩清泻肺热；若舌质红绛，血分郁热，加牡丹皮、赤芍凉血行血。③肾虚而膀胱湿热久煎，"如汤瓶久在火中，底结白碱"，而成石淋，或经 B 超检查发现泌尿系结石，酌加金钱草、鸡内金利湿通淋，化坚消石。④若内热引动心火上炎，心肾不交，酌加黄连、莲子心、肉桂清泻心火，交通心肾；湿热伤津，阴虚明显者可加石斛、百合滋肾养阴，除热生津。

【病案举例】　易某，女，35 岁，北京市朝阳区人，2007 年 6 月 21 日初诊。患者 3 个月前，因发热腰痛，在某医院确诊为急性肾盂肾炎，给予抗感染治疗，烧退、腰痛缓解。可时至今日，易口干、腰酸、手足心热，每因劳累紧张，便出现尿频、尿急、尿痛、排尿不畅、小腹隐痛等症状，但尿检又为阴性。检查：

体瘦，舌暗红，苔白黄少津、左侧有剥脱，脉弦细、尺沉略滑。

辨证：肾阴不足，湿热下注。

处方：

| | | | |
|---|---|---|---|
| 生地黄 30 g | 分心木 15 g | 炒知柏各 10 g | 连翘 15 g |
| 郁金 15 g | 枸杞子 15 g | 川牛膝 10 g | 瞿麦 15 g |
| 苍术 10 g | 竹叶 10 g | 甘草 10 g | 通草 3 g |

水煎服，每日 1 剂。以此方为基础，略有加减，调治 6 周，未再复发，后改用知柏地黄善后。

### （四）湿热久羁，气化不利

【症状表现】 小便频数而量少，排尿不畅，或有尿等待、尿不尽感，夜尿频，腰酸乏力，或下肢浮肿、沉重感，时作时止，舌淡暗或暗红，舌体偏胖，苔白黄腻滑，脉沉滑。

【治法】 清热除湿，温助气化。

【方药】

| | | | |
|---|---|---|---|
| 肉桂 6 g | 炒知柏各 10 g | 分心木 15 g | 泽泻 10 ~ 15 g |
| 苍术 10 g | 生杜仲 15 g | 生麦芽 15 g | 连翘 15 ~ 30 g |

【方意分析】 本证为湿热久羁，耗伤气阴，或过用苦寒清利之品，导致膀胱气化功能不利。本方以滋肾通关丸为底，配以温化助运之品，具有温复气机，温而不燥的特点。以肉桂、炒知柏为君，黄柏、知母清利下焦湿热，清泻妄动相火，少佐肉桂通阳化气，反佐寒凉，意在生肾气助气化。柯韵伯称："人知肾中有水，始能制火，不知肾中有火，始能致水耳……必火有所归，斯水有所主，故反佐以桂之甘温，引知柏入肾而奏其效。"苍术、生杜仲健脾温肾，温化水湿，协助君药温复气机，分心木、泽泻利湿通淋，连翘宣通三焦，清热利尿，防止温药温燥化热，共为臣药。生麦芽为使药，顾护中土。

【加减运用】 ①若湿热留恋日久损及肾阳，腰膝冷痛，酌加巴戟天温肾益精除湿，或加桑寄生、续断补益肝肾，散风湿通血脉；虚阳上浮，牙龈肿痛或耳鸣，酌加骨碎补补肾温阳而引热下行。②湿热下注，清浊不分，而见小便浑浊，酌加萆薢分清去浊；水湿内停，下肢浮肿，酌加车前子祛湿利水清热，热盛者可用车前草，清热解毒之力更强。③若肝经气滞寒凝，小腹拘急疼痛明显，加小茴香、荔枝核温经散寒，行气止痛。④若湿热下注，大便黏腻不畅或灼热，酌加大腹皮宽肠下气，败酱草清热解毒，除大肠湿热。

【病案举例】 宋某某，女，44岁，北京市门头沟人，2007年10月29日初诊。患者1年前，因腰痛在当地医院确诊为右输尿管上段结石、右肾积水，经碎石排石后，腰痛积水缓解，但尿频量少，排尿等待，尿不尽，腰酸乏力，下肢沉重，舌暗红胖大，苔白黄腻，脉滑尺沉无力。

治法：温阳行气，利湿清热。

处方：

| | | | |
|---|---|---|---|
| 肉桂 10 g | 炒知柏各 10 g | 分心木 15 g | 连翘 15 g |
| 苍术 10 g | 生杜仲 15 g | 川草薢 15 g | 泽泻 10 g |
| 厚朴 10 g | 荔枝核 15 g | 生麦芽 15 g | 泽兰 10 g |

水煎服，每日1剂。以首诊方为基础加减，调治3个月而愈。

## （五）湿热瘀结，肝郁不疏

【症状表现】 小便频数，排尿灼热疼痛或抽痛，小腹酸胀或坠胀，情绪焦虑，两胁窜痛，喜叹息，或伴潮热汗出，心烦失眠，舌红暗，苔白黄腻，脉弦滑或弦数。

【治法】 利湿清热，疏肝活血。

【方药】

| | | | |
|---|---|---|---|
| 肉桂 6 g | 盐知母 10 g | 黄柏 10 g | 连翘 15～30 g |
| 郁金 10 g | 川楝子 10 g | 分心木 15 g | 甘草 6～10 g |

【方意分析】 本型多见于围绝经期妇女，久病迁延，脏腑失调，容易伴见围绝经期综合征的表现。本方以肉桂、盐知母、黄柏为君，利湿清热，清泻肾邪，仍取滋肾丸之义以滋肾泻热；臣以连翘、分心木利尿清热，益肾通淋，郁金、川楝子行气解郁，凉血破瘀，瘀热去则湿邪孤，如抽丝剥茧，湿热瘀结之邪有望去也；甘草顾护脾胃，调和诸药。

【加减运用】 ①若水不涵木，肾虚肝旺，阴不敛阳，见心烦失眠，入睡困难者，酌加百合、女贞子、墨旱莲清心安神，滋补肝肾之阴；肝肾不调，潮热汗出者，酌加煅龙骨、煅牡蛎、浮小麦镇肝敛汗。② 肝热上冲，双目干痒，或目赤肿痛，加夏枯草、菊花清肝明目；心肝火旺，心烦易怒，失眠易惊，酌加莲子心、合欢皮清心解郁，悦心安神，或加珍珠母镇肝安神助眠。③若肝热肠燥便秘，酌加熟大黄、决明子、桃仁清热逐瘀，润肠通便。

【病案举例】 崔某某，女，54 岁，2008 年 1 月 27 日初诊。患者 2 年前与家人生气后出现尿频，小腹坠胀抽痛，排尿涩滞灼热，多方求治，反复查尿，未见明显异常，尿培养未见细菌生长，曾服用多种抗生素无效。现仍感小腹隐痛，会阴部酸楚坠胀，尿频灼热，排尿淋沥，心烦口苦，胁肋胀痛，焦躁失眠，时潮热汗出，排便不畅，舌质暗红，舌苔黄厚少津，脉弦滑动数。

辨证：肝郁湿阻，蕴热下注，灼阴扰神。

处方：

| 苍术 10 g | 炒知柏各 10 g | 分心木 15 g | 莲子心 10 g |
| 郁金 15 g | 女贞子 15 g | 川楝子 10 g | 甘草 10 g |
| 百合 15 g | 珍珠母 15 g | 生麦芽 15 g | 肉桂 6 g |

水煎服，每日 1 剂。服药 7 剂，病情明显改善，后以此方为基础加减，调理 2 个月改制水丸善后。

## 五、用药分析

兵不在多，独选其能，药不在贵，唯取其功。

### （一）利尿补肾不苦寒——分心木

分心木——华北地区的民间用药，又叫胡桃衣、胡桃夹、核桃中隔，百姓称其为核桃墙，为胡桃科植物胡桃果核内的木质隔膜。《山西中药志》记载分心木可"利尿清热，治淋病尿血，暑热泻痢"。民间习用其适量煎汤服下，用于治疗排尿不畅、淋沥涩痛等小便不利之症。《图经本草》云："核桃本出羌胡，汉时张骞使西域还，始得其种，植之秦土，后渐东土。"唐代《备急千金要方》始载胡桃仁入药，而历代本草有记载分心木者寥寥。《本草再新》言分心木味苦涩，性平，无毒，入脾、肾二经，可健脾固肾。《中药大辞典》记载分心木功能固肾涩精，可用治遗精滑泄、淋病、尿血、遗溺、崩中、带下、泻痢。从本草记载可知分心木苦、涩，性平，无毒，主入脾、肾二经，其味苦而能泻热，性涩而能益肾收敛，性质平和。笔者通过长期临床使用的观察，认为分心木可清热利尿，补肾活血，略有收湿作用，与其他清热利湿药合用，泻热利尿而不苦寒，补肾而不敛邪，适用于尿频、尿急，又排尿不畅、小便滴沥者；其性质平和，尤其适合年老体弱者；但分心木清热及利湿的力量均不强，故应用时多需配合其他药物使用，可增强疗效。

### （二）利湿通淋不伤阴——瞿麦

瞿麦苦寒沉降，其性滑利，通心经，走血分，能破血散结；走小肠，能导热通下窍而利小便。张景岳认为"瞿麦，能通小便，降阴火，除五淋，利血脉""凡下焦湿热疼痛诸病，皆可用之"。瞿麦较木通、滑石、萆薢等其他利水药而言，其通淋作用更强，并可活血通经，又能泻热通淋而不冰伏湿邪，在淋证的治疗中应用广泛，热淋、血淋、石淋均可随症配伍。

瞿麦与萹蓄的功效较为接近，都可利湿通淋而不伤阴，常相须为用。所不同的是，瞿麦利小肠而导热，宜于尿道热痛或尿血之热重于湿者；萹蓄清膀胱湿热，宜于小便不爽、溲短而黄之湿热交阻者。

《神农本草经》言瞿麦"主关格诸癃结，小便不通，出刺，决痈肿，明目去翳，破胎堕子，下闭血"。张璐称"瞿麦利小便，为君主之用"。在最早用于治疗小便不利名方之一的瓜蒌瞿麦丸中，就以瞿麦、茯苓为主清利湿热。张淑文运用瓜蒌瞿麦丸加减治疗尿道综合征，症见尿频、尿急、排尿不畅，兼见口干舌燥、口渴喜饮、小腹觉冷等，取得较好疗效。

瞿麦味苦而能燥湿，寒而能清热，通利膀胱气血，通淋利湿导热的作用较强，可用于淋证见热重于湿，或有湿热化燥伤阴之势时。现代药理研究表明，瞿麦具有利尿、抗菌等作用。李建军等报道瞿麦等12味利水中药都具有不同程度的体外抗泌尿生殖道沙眼衣原体的作用，以瞿麦的抗衣原体活性最强。同时瞿麦具有较强的活血通经作用，可与其他活血药配伍用于瘀滞经闭，作为活血药，也可抑制组织增生，消除瘀肿，改善局部血液循环，也有报道以瞿麦为主治疗囊肿性疾病，疗效良好。

### （三）清上达下——连翘

今之所用连翘，为木樨科植物连翘的果实，味苦，性微寒，主归心、肺、胆经，长于清热解毒，消痈散结，并可疏散风热，常用于治疗痈肿疮毒、外感风热等病症。关于连翘的本草考证，近年来颇有争论。自《神农本草经》首载连翘以降，最早入药使用的是金丝桃科湖南连翘及其同属近缘植物的地上部分及根，作用侧重于消肿散结，消六经实热。唐代时的连翘已明显分为两种，即大翘与小翘。宋以后的本草，偏重于研究和应用大翘，即今之连翘，而忽视对"小翘"的研究。"小翘"只在民间少量应用，有时还被置于其他药名之下。中山大学生命科学院药学系的吴立宏等提出"小翘"即贯叶连翘，欧洲称St.John's Wort，作为抗抑郁草药应用约有 1200 年的历史。现代研究证明其有较好的抗抑郁、抗焦虑、抗 HIV 病毒、抗炎镇痛等作用，是近年来研究的热点。

连翘虽为果实而质颇轻扬，善祛上焦诸热，表里两清，与金银花、牛蒡子等配伍用于外感风热或温病初起；与黄芩、栀子、竹叶等合用，如凉膈散，能消散胸膈诸热。李时珍谓"连翘状似人心，其中有仁甚香"，缪希雍亦谓其"芳香轻扬，以散郁结"。所以，临床又把连翘作为香开解郁药，用于郁热不散，常自蒸蒸不解者，如朱丹溪之郁热汤，以连翘配伍薄荷、栀子、黄芩、瓜蒌、郁金等。连翘亦入血分，具有凉血行血之功，李东垣曾指出本品可"散诸经血结气聚"，张锡纯认为"连翘具升浮宣散之力，流通气血，治十二经血凝气聚，为疮家要药"，赵绍琴认为"连翘清降之中兼能升浮宣散，故能表里及气血俱清"，常用于外疡内痈、瘰疬、痰核等病的治疗。连翘又善于引火下行，可利小便，《药性本草》称连翘"主通利五淋，小便不通，除心家客热"。临床常用其与木通配伍，称为通心饮，治心经有热、唇焦面赤、小便不通，引热从小便而去。近年来，医者更拓宽了连翘的使用范围，因其"善理肝气，既能疏肝气之郁，又能平肝气之盛"，对湿热邪毒交蒸肝胆，致使肝胆失疏、胆汁外溢之黄疸，用连翘 20 ~ 40 g，有良好的清热解毒、散湿退黄的作用；连翘 30 g 以上，用于治疗急性肾炎、肾盂肾炎及原因不明之血尿，有良好的临床疗效，并可消除尿蛋白及水肿。罗再琼倡"治血先治风，风行血自通"之说，认为风药具有升、散、行、透、窜、动等特性，能针对血瘀证的病因病机，从不同角度发挥发散祛邪、开郁畅气、活血化瘀等作用，较之单纯活血化瘀药物治疗血瘀证更为全面。根据罗氏理论，连翘也属于风药范畴，对于瘀热相搏或热瘀血结证，都可应用本品。笔者常将连翘用于淋证热毒壅盛之时，可透散表里，宣畅气血，清上焦伏热，开水之上源，散热而利尿，清上而达下，使郁结得开，湿热得泻。现代药理研究亦发现，连翘的主要成分连翘酯苷对革兰氏阴性杆菌如大肠杆菌、绿脓杆菌所致的感染有很好的对抗作用，连翘甲醇提取物具有抗炎和镇痛作用。

### （四）引药下行——牛膝

牛膝，味苦微寒，其性降泄。其在《神农本草经》中，未见怀、川之别。川牛膝之名，首见于唐代，如蔺道人《仙授理伤续断秘方》中有载。历代本草中所载牛膝者，以怀牛膝为多。唐代以后，以怀产者为佳。迨至宋代，如杨士瀛《仁斋直指方》记载"小便淋痛，或尿血，或砂石胀痛，用川牛膝"，初步认识到川牛膝还具有利尿通淋之功，并用于临床。现在一般认为，怀、川牛膝均具有逐瘀通经、通利关节、利尿通淋、补肝肾、强筋骨及引血、引火下行之功。怀牛膝偏于补肝肾，强筋骨；川牛膝偏于活血逐瘀，通利关节，生用其活血之力更强。朱丹溪用一味牛膝煎膏治疗死血作淋。李时珍称牛膝"乃足厥阴、少阴之药。所主之病，大抵得酒则能补肝肾，生用则能去恶血，二者而已"。牛膝与熟地黄、龟甲、锁阳等同用，治疗肝肾不足，腰膝酸软乏力，如虎潜丸；牛膝与苍术、黄柏、薏苡仁同用，治疗湿热下注引起的足膝关节红肿疼痛，如四妙丸；牛膝与当归、瞿麦、滑石等利尿通淋之品配伍，可用于湿热内蕴之尿血淋痛，如《备急千金要方》牛膝汤；牛膝与红花、当归、桃仁等配伍，用于妇人瘀滞痛经、经闭、月经不调及产后腹痛、跌打伤痛诸证。

由于牛膝具有下行之性，其临床应用非常广泛。牛膝下行之功用，在广泛的临床运用过程中，也有了越来越丰富的含义。其一，引气血下行，如《素问·生气通天论》云："阳气者，大怒则形气绝，而血菀于上，使人薄厥。"气血逆乱于上，重用牛膝引血下行，可使气血趋下，如镇肝熄风汤中以怀牛膝配伍赭石、龙骨、牡蛎等重镇之品，降气血肝阳之逆乱。高血压患者血压急骤升高时，可用川牛膝 50 ~ 60 g，牡丹皮 30 g，水煎顿服。其二，引热下行，《本草正义》曰："味苦性降，清热降火""脑中痛者，多阳邪上升，牛膝下行为顺，则气火自潜……濒湖谓其主治喉痹、口疮、齿痛，则又导热下泄之功效也。"临床常用于治疗热盛火旺之牙龈肿痛、口舌生疮，或邪热内盛，迫血妄行之吐血、衄血等上焦火热证。如玉女煎中以牛膝配生地黄、生石膏、知母、麦冬以滋阴降火，用于治疗阴虚火旺引起的齿痛、口疮及邪热内盛所致的吐血、衄血等症。其三，引药下行，《本草衍义补遗》："能引诸药下行。"如二妙散中加入牛膝既能引药下行，又能祛风湿、补肝肾，专治下焦湿热的两脚麻木疼痛、痿软无力等症。临床上用于治疗下肢风湿痹痛的三痹汤，也以牛膝为引经药。所以古人才有"无牛膝，不过膝"之说。其四，引石下行，如《肘后方》记载："治小便不利，茎中痛欲死，牛膝一大把并叶，不以多少，酒煮饮之，立愈。"临床上，牛膝常与当归、鸡内金、瞿麦、通草、金钱草、滑石、海金沙等配伍治疗结石症。其五，引水下行，《药鉴》云："牛膝能理膀胱气化迟难，小便短少。"济生肾气丸用牛膝与健脾补肾利湿药相配伍，即取意于此。现代药理实验也证实了牛膝有轻微的利尿作用。治疗下肢水肿，在辨证选药的基础上，加上牛膝活血通经利水，引诸药下行，常可取得较好疗效。纵观历代医家，川牛膝原本多用于治疗血淋，后又用于湿热瘀结的石淋。笔者认为对热淋兼瘀滞者，如小便不利、尿涩、小腹隐痛，或伴见痛经，舌质暗，以川牛膝活血通经，降上炎之火，并可引诸药下行，使药达病所，更有指向性、针对性。现代药理研究发现牛膝多糖可抑制大肠埃希菌细胞黏附，也有报道将川牛膝用于治疗非淋菌性尿道炎，取得较好的效果。

## （五）温以燥湿助气化

### 1. 运脾除湿——苍术

苍术，辛苦温燥，芳香疏散，内可燥脾胃之湿而健脾和胃，外可散风寒之邪而透表发汗，在临床应用甚为广泛。朱丹溪曰："苍术治湿，上中下皆有可用，又能宗解诸郁……苍术为足阳明经药，气味辛烈，强胃健脾，发谷之气，能径入诸药。"

苍术，因其味苦芳香，而能醒脾助运，开郁宽中，疏化水湿，故为燥湿之要药，又因其气雄味厚、上升下降、走而不守，而能运脾以宣化痰饮、燥湿以化浊涤秽，可胜四时不正之邪气、祛全身多余之湿浊。现代药理研究表明，苍术挥发油有健胃、镇静、降糖、排钾及抑菌作用，其有效成分维生素 A 样物质，可治疗维生素 A 缺乏引起的夜盲及角膜软化症。

苍术与厚朴相伍，化湿运脾，行气和胃，可用于湿困脾阳，胸膈痞塞，脘腹胀满，呕哕恶心，不思饮食，口淡无味，苔白厚腻。被清代医家费伯雄誉为"治脾胃之圣剂"的平胃散，即以辛温燥湿、辟恶强脾、可散可宣的"化湿正药"苍术为君，而以苦温除湿散满的厚朴为臣。

苍术与白术相伍，一散一补，可泻湿浊之有余而补脾之不足，燥湿与健脾互为促进。临床广泛应用于因脾胃不健、运化失常所致的纳差、腹胀、脘闷、呕恶、泄泻等。

苍术配升麻，升清与燥湿运脾并用，相辅相成，正合脾气宜升、喜燥恶湿之性，而能调整脾胃升清降浊之功能，临床主要用于湿邪困脾、不思饮食、泄泻无度、四肢无力者。颜德馨认为，两药有起痿振颓之功，合用则能治内脏下垂、低血钾、肺气肿、肺心病、冠心病等伴消化不良，一般多能应手取效。

苍术配麻黄，健运脾气，宣散肺气，并行表里之湿。临床用于表里水湿壅滞，如肌肉风湿顽麻不仁，重困酸楚，关节疼痛，水肿，或痰湿蕴阻之咳喘胸闷痰多等。北京中医院老中医许公岩，多年论治积湿之病，恒以苍术、麻黄两药为主，以两药之汗、利、化之用，广泛应用于治疗湿邪之病证。许老还提出苍术与麻黄剂量的配伍关系，如两药等量使用，能发大汗；苍术倍于麻黄则发小汗；苍术三倍于麻黄，常见尿量增加，有利尿作用；苍术四倍于麻黄，虽无明显之汗利，而湿邪自能化也。

苍术与玄参相配，苍术辛苦温，入脾胃二经，燥湿健脾，玄参甘苦咸寒，入肺肾二经，滋阴降火，清热解毒。苍术性辛燥，伍玄参可以治其偏而展其才。二者相配，既能健脾，又可滋阴，用于消渴病脾运不足者，不必虑苍术辛散伤阴矣。

淋证的病机中，贯穿了"湿热"二字，一派苦寒叠加，或过用寒凉的抗生素之后，容易损伤脾阳，致湿邪留滞不得化解。湿与热合，也难尽去，潜伏体内，必将成为下一次发作的隐患。而健运脾阳除湿者，首选苍术，其辛香苦温燥烈，能燥湿以健脾胃，除秽浊以悦脾气，解湿郁以快气机。症见小便频数，滴沥不尽，脘痞纳呆，大便溏泄或黏腻不畅，舌体胖大或有齿痕，苔腻或滑，脉滑，证为湿重热轻者，以苍术配伍生白术、薏苡仁加减，合奏燥湿、散湿、渗湿之功，使湿去而热亦易去。

### 2.燥湿化浊辟秽解毒——白芷

白芷，辛散温通，香燥除湿，善祛风、解表、燥湿、通窍、止痛，主治风寒引起的前额痛、眉棱骨痛、齿龈肿痛，以及鼻渊等头面诸疾。此外，借其辛散、香燥、温升之性，而有消肿排脓、燥湿止痒、完带之功，可用治疮疡肿痛、寒湿腹痛带下，以及皮肤、风湿诸症。

纵观历代本草记述，白芷的应用，从先秦以后，应用范围逐渐扩大，至明代应用最为广泛。其功效有祛风除湿、行气止痛、止血、止带、消痈散结、托毒排脓、生肌等。白芷的祛风作用，唐代以前认为主要治疗外感风邪，如《神农本草经》《名医别录》等，唐宋时期则包括了外风和内风，如《日华子本草》《本草蒙筌》等用白芷治疗肠风痔漏等，《太平惠民和剂局方》《太平圣惠方》中记载用于治疗中风，如口眼㖞斜、神昏痉抽等。明代以后白芷的应用范围逐渐缩小，因其香燥，已少见将其用于治疗内风，但祛外风、燥湿、止痛等作用，仍在临床上广泛使用。

白芷辛温香散，祛风除湿，其除湿之用在临床应用广泛：①用于治疗湿温病，如张仲华治湿病，形凛汗宿，脉濡神糊，舌如敷粉，沉睡痰迷的湿痰弥漫、蒙遏清阳证，以白芷与厚朴、草果、陈皮、半夏等合用，祛湿开窍醒神；②用于治疗妇女带下病，如《医学集成》以白芷一味治"女人白带"，寒湿及湿热带下均可配伍运用；③用于辟秽化浊，预防山岚瘴气、温疫病，如《备急千金要方》中辟温病的粉子散，以白芷、川芎、藁本组成。

白芷辛香行窜，善走头面，具有良好的芳香开窍作用，临床广泛用于通鼻窍，然李东垣言："白芷能通九窍。"根据历代本草记载，其通窍的作用主要有以下几方面：①通鼻窍，与苍耳子、辛夷配伍，治鼻渊浊涕头痛，如《济生方》苍耳散；②醒神开窍，如《太平惠民和剂局方》檀香汤，以白芷、川芎、桔梗、檀香组成，具有调中顺气、安神定志、清爽头目的作用；③通下窍，《圣济总录》卷98载白芷散，治气淋结涩，小便不通，以白芷与木通相伍，《普济方》卷214

香白芷散治五淋，药用白芷、郁金、滑石，砂石血淋，用竹叶灰温酒调下。

笔者在治疗淋证中运用白芷，一是取其温通祛湿化浊毒之力，二是用其香窜利窍之性，三是用其排脓止带之功。因其芳香辛散，可化湿邪秽浊，可散湿结成毒，用于淋证患者见小便不利，少腹酸痛，带下较多，舌淡或暗，苔腻或滑或白腐，脉濡或滑，湿象明显，甚至湿邪蕴久化生浊毒邪气者。药理研究发现白芷对多种细菌，如大肠杆菌、痢疾杆菌、变形杆菌、伤寒杆菌、绿脓杆菌、霍乱杆菌、人型结核杆菌、金黄色葡萄球菌等均有抑制作用，尤其对多种霉菌有高效杀抑作用。

关于白芷的香燥之性，清代徐大椿在《神农本草经百种录》中说："凡祛风之药，未有不枯耗津液者，白芷极香，能祛风燥湿，其质又极滑润，能和利血脉，而不枯耗，用之则有利而无害也。"然而《本草害利》又称白芷"燥能耗血，散能损气，有虚火者忌。凡呕吐因于火者禁用。漏下赤白，由阴虚火炽，血热所致者勿用。痈疽已溃，宜渐减"。大多医家都这样认为，故明代以后白芷的应用范围才会缩小。笔者使用白芷时，均在适当配伍寒凉药的基础上使用，或于寒凉清热之时佐之，且用量不宜过大，一般用 6 ~ 10 g，以其辛香之性祛湿化浊，并可反佐寒凉，温通辛散，实为治疗湿热秽浊之妙药。

### 3. 反佐寒凉复气机——肉桂

肉桂为三大经典温热药物之一，辛甘大热，气厚纯阳，能补命门之火，引火归元，益阳消阴，温通经脉，活血行瘀，常用于命火不足、阳不化气所致的水湿停留，小便不利；或肾阳不足、阴寒内盛所致的心腹冷痛，寒疝作痛；或妇女经寒血滞、经闭不行等症。肉桂与附子皆为补肾阳、益命火之品，但肉桂不如附子燥烈炎上，因其补下焦真火，又可引上焦浮越之虚火下藏于肾，故有引火归元的作用。关于肉桂"引火归元"的说法可见于《中药大辞典》引清代郭佩兰的《本草汇》对肉桂的记载："肉桂，散寒邪而利气，下行而补肾，能导火归原以通其气，达子宫而破血堕胎，其性剽悍，能走能守之剂也。"此方面的理论记载传承至今，古今医家对其理解不一，其说法也有"引火归源""引火归原"及"引火归元"之异。大多医家持"虚阳上浮说"，即阴寒内盛，下元虚衰，无根之虚阳上浮，用肉桂补火助阳散阴寒。古人称肉桂与火同气，同气相求，据其窟宅而招之，使上炎之火归元。而有人提出小剂量肉桂，用于大剂咸寒、甘寒或苦寒之品中，可使阴虚阳浮、阴不恋阳、失约上炎之虚火下行归宅。肉桂辛甘，性大热纯阳，但又有下行之性，张锡纯谓其"为树身近下之皮，故性能下达"，能引火入宅，导龙归海。肉桂用于脾肾阳虚、无根之火上浮时量可稍大；若用于阴虚阳浮之时，则宜于大量养阴之剂中少量用之，如六味地黄丸加肉桂一两，名"七味地黄丸"。现在临床常以肉桂配伍黄连（交泰丸），用黄连清心降火，肉桂引火归元，使心火清降，肾火复位，心火下济于肾，肾水上济于心，用于心火偏亢之失眠、心烦等症，也可用于围绝经期综合征见前症者。

肉桂气香而窜，能温通血脉，宣导百药。《神农本草经》称其为"诸药之先聘通使"，张锡纯谓其"香窜之气，内而脏腑筋骨，外而经络腠理，悠忽之间莫不周遍，故诸药不能透达之处，有肉桂引之，则莫不透达也"。比如《太平惠民和剂局方》十全大补汤和人参养荣汤中少加肉桂，可温补脾胃，鼓舞气血，加强人参、黄芪等补益气血的力量；或阳和汤中以肉桂配伍熟地黄、鹿角胶，亦取其养血助阳散寒之功。

"膀胱者，州都之官，津液藏焉，气化则能出焉"，淋证日久，湿热留恋，膀胱气化不利是病机的关键。故笔者在临床中，常适量配伍温药助膀胱气化，恢复下焦气机，使津液蒸化，清气上行，浊气下降。其中又以肉桂配伍知母、黄柏最为常用，取滋肾通关丸之义也。通关丸出于《兰室秘藏》，李东垣用其治不渴而小便闭，热在下焦血分，原方用黄柏、知母各一两，肉桂五分。黄柏苦寒沉降，泻少阴相火；知母苦寒，清肺胃肾之热而滋肺胃肾之阴。二药相须而用，滋肾阴之亏损，泻妄动之相火，清利下焦湿热，相得益彰。方中少佐肉桂温通辛散，通阳化气，意不在补火助阳散阴寒，而在生肾气助气化，并可反佐寒凉。三药同用，相辅相成，清热燥湿而不寒凝，温阳化气而不生邪热，共收化气行水之功。淋证患者诉小腹坠胀，尿频急，而又排尿不畅，以膀胱气化不利为主要表现者即可配伍用之。现代药理研究也证明，肉桂对大肠杆菌、痢疾杆菌、伤寒杆菌、金黄色葡萄球菌、白色葡萄球菌、白色念珠菌都有明显的抑制作用，对皮肤真菌也有很强的抑制作用。

总之，淋证看似简单，临床所见病机复杂，多为虚实夹杂，阴虚、湿热或阳虚、血瘀并见，处方用药之时，切记寒之勿伤阳，利之勿伤阴，温之勿偏燥，补之勿敛邪。古人曾言用药之妙如将之用兵，兵不在多独选其能，药不在贵唯取其功，真知也。

### （六）常用中成药简析

淋证的常见病机为肾虚、下焦湿热。肾虚，又分为肾阴虚、肾阳虚、肾气虚、肾精虚；下焦湿热，又有热盛与湿盛之分。肾虚为本，湿热为标。临床上，或以本为主，或以标为主，或标本皆病，不一而足，全在医者权衡。

补肾用强肾片、左归丸、六味地黄丸、归附地黄丸；清下焦湿热用热淋清、癃闭舒、四妙丸。

临证之际，需根据不同情况做适当配伍。下面试举几例，以资说明：

#### 1. 强肾片 + 四妙丸

适用于肾气不足，下焦湿热，而症见腰膝酸楚乏力，四肢困倦，神志不爽，腹胀，便溏，小便混浊、排之无力，舌淡红胖，苔白黄厚腻，脉沉无力者。

#### 2. 强肾片 + 癃闭舒

适用于肾气不足，膀胱气化不利，而症见腰膝酸楚乏力，四肢困倦，神志不爽，腹胀，便溏，小便不畅明显，舌淡红胖，苔薄黄，脉沉无力者。

#### 3. 强肾片 + 热淋清

适用于肾气不足，膀胱热结，而症见腰膝酸楚乏力，神志不爽，腹胀，便溏，小便灼热明显，舌红胖，苔薄黄，脉沉有数象者。

# 慢性肾病诊治经验

慢性肾病是一种临床概念，属于肾病科常见病，凡血尿、蛋白尿、水肿、高血压等症状迁延不愈，超过 1 年以上或伴有肾功能不全者，均归入其中。本病多见于成人，可由多种病因引发，随病情进行性进展，最终进入肾功能不全期。因中医治疗本病具有确切疗效，积累了丰富的经验，而且不良反应少，效价比高，值得深入研究和推广。笔者治疗慢性肾病疗效显著，现就个人认识，将治疗慢性肾病经验总结如下：

## 一、各临床医家对慢性肾病病因病机的认识

在过去，多数医家认为，慢性肾病的病机为脾肾两虚，脾虚运化失司，肾虚封藏失职，导致精微下泄，治疗上则主张以六味地黄丸为主，加补脾、固肾、涩精之品。但是，当时这种疗法疗效并不好，甚至有加重病情的可能。基于此，临床诸多医家做了大量探讨，有主张以邪实为主要矛盾者，有力主正虚而受邪者，有认为正虚邪实、标本皆病者。今就关于慢性肾病中医病因病机的认识做一概要论述，以资参考。

### （一）以邪实为主

主张以邪实为主者认为湿热成毒、血分郁热、瘀血停滞、风邪袭络以及药毒侵犯是本病的基本病机，是本病发生、发展和转归的决定因素。

#### 1. 湿热成毒论

倡湿热成毒论者如刘渡舟教授认为，本病以实证为多，其基本病机为湿热之邪，久郁成毒，壅滞三焦，下注于肾，气机不利，诸脏功能失调。造成湿热为患的原因，是随着社会的发展而生活水平的提高，并提出了清利湿热、宣通三焦气机的治则。外邪客入，随湿而化，客风易散，湿热难除，迁延日久，下注肝肾，壅滞三焦，三焦不利，气血阻滞，诸脏功能因之失调。上焦不利，则肺卫失宣，易于外感；中焦不利，则脾失健运，饮食被扰，四肢肌肉失养，体倦乏力；下焦不利，则肾失气化，腰酸腿软。湿热下注膀胱，故尿少而黄；湿热邪毒壅阻于肾，肾失封藏，精微不固；正气愈虚，湿热之邪更为难除，故缠绵难愈。虽症状与脾肾两虚大致相同，但湿热为患者，苔白厚腻或黄腻，脉沉濡或沉滑，小便黄而少，与虚证之舌淡、脉弱、尿清不同。陆鸿宾报道，肾病湿热证发病率为 47.95% ～ 100%。余江毅等报道，111 例肾炎中有湿热证者 75 例，占 67%。于尔康等认为，慢性肾炎中的湿热是其基本的病理因素。湿热滞

留，耗伤正气，变生他邪，且易招外感，成了病情进展的重要原因。沈庆法等认为，在影响本病的实邪中，湿热是重要的病理因素，水肿、蛋白尿、血尿、氮质潴留，都与湿热有间接或直接关系，并明确提出"没有湿热，就没有慢性肾病"。

刘志明教授根据《素问·至真要大论》所云"水液浑浊，皆属于热"，认为慢性肾病患者小便浑浊主要由湿热所致（肉眼观浑浊与镜下浑浊，性质可以类比）。因此，刘氏提出湿热伤肾是慢性肾病病机的基本特点。在治疗方面，则推崇猪苓汤以育阴利水，清利湿热。

余江毅等进行动物实验研究提示，湿热的病理基础是免疫反应，循环免疫复合物及红细胞免疫复合物花环率升高。肾小球系膜增生可作为湿热证的客观指标，湿热与血脂代谢紊乱、血液流变学变化存在较密切的关系。这些可以作为慢性肾病湿热证辨证的参考。

### 2. 血分郁热论

倡血分郁热论者，如赵绍琴教授认为，本病的发病与反复感染有关，属于外邪内侵，久留而不去，深入血分，形成血分郁热，即邪气郁久化热，灼伤络脉，故表现为蛋白尿、血尿等血热妄行之证，或为湿热阻滞经络证，若当作肾虚补之，则犯了实实之戒，并提出了"慢性肾病非虚""慢性肾病忌食高蛋白食物"等一系列观点。

### 3. 瘀血停滞论

重视瘀血这一因素者，如陈亦人教授认为，水肿非尽肺肾脾，每从肝治方应机。《金匮要略》云："血不利则为水，名曰血分。"又云："经水前断，后病水，名曰血分，是舍本求末，于病无益。"晚清唐容川进一步发挥为"瘀血化水，亦发水肿"。至此，瘀血阻滞这一水肿病机的地位更加突出。陈氏采用仲景之法，从肝论治，活血化瘀，淡渗利水，往往收效迅捷。姜春华教授根据《金匮要略·五脏风寒积聚》"热在下焦者，则尿血"，以及《素问·四时刺逆从论》"少阴……涩则病积溲血"，提出慢性肾病血尿的病机为肾阴不足，瘀热阻络，采用滋阴清热、化瘀止血之法，使肾阴复而络脉静，瘀热去而血尿止。

从病情演变的角度，持"久病入络"论者，亦强调瘀血阻滞在本病病程中的重要地位。如邹云翔教授认为，患者浮肿而夹有瘀血，或妇女经闭，或水肿重症，尤以腰以下肿甚，甚至伴腹水，采用其他各法治疗不效者，除与肺脾肾失调有关外，尚与肝络瘀阻有关。久病入络，从气分用药不效，养肝活血，每能见效，治以桃红四物汤加减。

现代研究表明，慢性肾病均存在不同程度的高凝状态，运用活血化瘀药物可以改善血液高凝状态，改善肾脏血液供应，增强肾小管排泄功能，并对肾小球纤维化有一定的抑制。而且，增生性肾炎的基本病理改变符合中医血瘀特征。现代医学认为增生性肾小球肾炎为免疫复合物性疾病，其中系膜细胞增生和系膜基质增加是增生性肾炎的基本病理改变，而系膜细胞的过度增生及系膜基质的聚集，最终导致肾小球纤维化、硬化。免疫复合物沉积，细胞增生，肾小球纤维化、硬化等病理特征均符合中医"内结为血瘀"的内涵。

### 4. 风邪袭络论

持风邪袭络论者，本《诸病源候论》"风邪入于少阴则尿血"之说，突出风邪在慢性肾病的发病、发展中的重要作用。本病的发生、发展，与湿、热、瘀等有密切关系，但在其演变过程中，由于反复感受风邪，从而导致血尿、蛋白尿及临床症状加剧。

吕仁和教授等人根据肾脏疾病中许多表现具有风邪致病的特点（如急性链球菌感染后的肾炎及 IgA 肾病，多在发病前有明确的外感史，有咽喉痒痛的症状，这就是风邪外袭的特点，而急进性肾炎和紫癜性肾炎发病后病情进展迅速，临床表现复杂，变化迅速，是风邪善行数变的特点）而认为，风邪也是导致原发性肾小球疾病的主要原因，并将原发性肾小球疾病，命名为肾风，即病因为风邪，病位在肾。肾虚感受风邪或风邪挟寒、挟湿、挟热邪侵袭，正邪相争剧烈，则发为急性肾风。若急性肾风在急性期调治不当，或虽未急性发作，但因反复感受风邪，导致肾体受伤，迁延不愈，则形成慢性肾风，病情发展至最后成肾衰。

再者，部分病人虽无明显外邪征象，而反复腰酸腰痛，除与肾气不足有关外，亦和风邪入络紧密相关。现代药理研究表明，祛风中药具有抗炎、镇痛、解热、降压的作用，并可抑制抗体形成或清除抗原。

### 5.药毒致病论

随着临床观察和研究的深入，越来越多的中西药被发现有不同程度的肾毒性。这些药物的不恰当运用，均可以导致肾脏疾病的发生。对肾脏有损害的中西药皆属药毒，中药常见的有含马兜铃酸的植物，如马兜铃、广防己、关木通、天仙藤、青木香、杜衡、细辛、雷公藤、川乌、草乌、马钱子等，西药有氨基糖苷类、非甾体消炎药、环孢菌素 A、造影剂、抗肿瘤药物等，这些药物可致多样化的肾脏损害如急性肾小管坏死、急慢性间质性肾炎、肾小管酸中毒、肾小球肾炎等。

### （二）以正虚为主

一般认为慢性肾病以脾肾亏虚为主，而急性肾病以肺肾亏虚为主，并认为本病由脾肾阳虚、气化不利所致。肾为水脏，真元寓内，五脏之阳非此不能蒸发；脾为阴土，职司运化，赖肾阳以温煦，转输水谷精微，奉养五脏。内伤劳倦或寒湿外渍，脾肾阳损，气不化精而化水，水湿因之而泛滥，精微失固，渗漏于下。

杜雨茂教授认为，慢性肾病以虚为主，病变主要累及脾肾。由于脏腑功能低下，水液代谢失调，气血运行受阻，故常夹有水湿、湿热、瘀血等邪气。这些病理产物，又进一步影响脾肾功能，互为因果，恶性循环，使慢性肾病在脾肾虚弱的基础上进一步复杂化，因而，血尿、蛋白尿、浮肿、小便不利等表现进一步加重。在治疗方面，主张从六经分经论治肾病。

### （三）正虚邪实，标本皆病

目前，绝大多数临床医家，持正虚邪实、标本皆病论。

正虚主要是肺、脾、肾三脏功能失调及气、血、精、阴、阳的亏损，标实主要是外感、水湿、瘀血、湿热、热毒等。肺脾肾功能失调，则上不能治节水源，中不能运化水湿，下不能通利水道，正如《景岳全书》所说："上焦不治，则水泛高源；中焦不治，则水停中脘；下焦不治，则水乱二便。"水液代谢紊乱，湿浊无以运行，蕴积于体内，变生诸端，加之外感等邪侵扰，内外相合，从而形成本病。

叶景华教授认为，慢性肾病的形成具有正虚与邪实两个方面。由于正虚，易反复感受外邪，外邪难以及时祛除，以致病情迁延难愈，呈现正虚邪恋、虚实互见的局面。正虚以脾肾亏损为主，尤以肾虚更为突出，肾虚是本病发展和转归的必然结果；邪实以风邪、湿邪、热邪及瘀血为主，尤以风邪和湿邪为紧要，风邪在病变中起主导作用。其认为，慢性肾病的主要病机，是反复感受外邪，风邪入络，湿热郁遏，肾虚而瘀血蕴阻，并提出益肾清利、活血祛风是该病的治疗之法。

裘沛然教授，本《素问》"邪之所凑，其气必虚"之旨，提出"邪之所蕴，其气更虚""虚之所在，受邪之地"。因此，其认为慢性肾病病机为"表里夹杂、寒热错综、虚实并存"。表里夹杂者，指患者除有面色㿠白、腰酸、浮肿、神疲等里证外，常因感冒而致急性发作或加重，属于"外感引动伏邪"之说；寒热错综者，指患者除表现为面色㿠白、神疲肢冷、脉迟、苔白等寒象外，尚有热毒蕴结、盘踞于内，如表现为咽痛、鼻衄、小便浑浊、血尿、血压升高等；虚实并存者，指肾气受损、肾不藏精及脾不统血，导致气血精皆匮乏，形成本虚，同时，因本虚而导致水饮痰浊稽留，严重者出现氮质血症，形成标实。其将本病病机概括为脾肾气血亏虚和风邪、水湿、热毒、瘀血相杂，倡导表里合治、寒热兼施、利涩同用、补泻并投的治则。

### （四）笔者对慢性肾病病机特点的认识

通过对临床病人的观察、分析、总结，余认为慢性肾小球肾炎的病机，不外乎正邪两端。邪之所凑，其气必虚。正气之虚，则在于五脏六腑、十二正经、奇经八脉之失调、不足，而以脾肾为重，兼及于肺；邪气之实，则在于湿热瘀血困于内，气滞肝风扰于中，虚邪贼风袭于外，尤以湿、热、瘀为重。故在慢性肾病的发展过程中，肝肾精血亏损、脾肾气化不足、虚阳不能潜降、湿热瘀血内停、虚邪贼风侵扰是其基本特点。下面分别论之：

#### 1. 阴虚火旺，虚阳不潜

阴虚火旺、虚阳不潜表现明显者，多为素体阴虚之人，加之长期血尿、蛋白尿迁延不愈，精微外漏，更伤阴精。肾为水脏，受五脏之阴气而藏之，故阴血久亏则肾精亦伤，虚阳浮久则化热迫血。终而形成阴血、阴精亏于下，虚阳、虚火浮于上的病态。从阴虚内热到阴虚火旺是一个动态的变化过程，表明了虚热的程度不同。

由于虚热扰神，故见虚烦的征象，临床可见患者心神不宁，面淡不荣，或面赤如朱，神情淡漠，或幽幽不安，此为阴虚、精亏之外象，在上可见睛红目赤、口疮喉痹、衄血牙宣，在下可见便血崩漏、痔漏出血，在微观可见尿蛋白、尿潜血持续不减，甚则肉眼血尿，其舌红绛，或淡红，或暗红，苔多白黄，或白黄少津。

由急性肾小球肾炎转变而来者，往往服用过大量激素。激素为大辛大热补阳之品，由于激素所引起的柯兴氏样表现，也可从壮热伤阴、阴虚火旺的角度论治。

### 2. 伏热盘踞，熏蒸于内

临床所见，绝大多数慢性肾病患者都有伏热盘踞于内的病机，且多为饮食所致，或为恣食牛羊肉，或为过啖肥甘、烧烤炙煿而成。在大剂量激素冲击治疗阶段，也容易见到由于激素所引起内热征象。因火性上炎之故，火热上攻咽喉、颜面，而见喉核肿大，颜面痤疮。

《素问·六微旨大论》云："非出入，则无以生长壮老已；非升降，则无以生长化收藏。"今内有伏热，上焦不清，遇节气之变化，毛孔开阖不利，闭热于内，少火即成壮火，火热不得出，故循经络、脏腑之虚而犯之。故而肾脏损伤加重，迁延不愈，此亦"邪之所凑，其气必虚""虚之所在，受邪之地"之意。

### 3. 湿瘀困结，精微不固

现代人生活环境壅塞，此从外在条件言；饮食结构滋腻，此从内在环境言。内外为壅滞的状态，故气血运行不畅，新陈代谢失调，而易生湿、成痰、产瘀、化热。故恣食炙煿，肠胃湿热，复加生冷寒凉阻遏气机，则湿浊内困不得化，困久则生郁热。蒸于上，则见头目昏沉、精神不爽、口舌生疮；滞于中，则脘腹胀满、矢气频频、纳呆恶心；流于下，则少腹不适、小便浑浊、排尿不畅。因湿性黏滞，阻碍气机，每易兼见胸腹胀满之症；热伤阴液，故又常见下焦阴亏之象。故每每湿热、阴虚并见，但在不同病人及同一个病人的不同病变时期各有所偏重而已。因湿热胶结，气机痞塞，蕴热于内，血行不畅，导致脉络受损，精微外漏，病势迁延难愈。故临床治疗上，一味收涩，非但不能愈病，反生闭门留寇之弊。湿邪得祛，瘀热渐轻，脉络自无受戕伐之因，精微不固自有痊愈之望。

### 4. 邪风所扰，病乃变迁

中医分析病因病机时，是综合考虑正气与邪气的关系的，失其和即为邪气，得其和即为正气。故个体与群体、与自然及社会环境失其和，即为邪气；得其和，即为正气。在同一个群体中，失其和的个体，则为虚邪贼风所扰。

《诸病源候论》云："风邪入于少阴则尿血。"伤于风者，上先受之，故临床所见，外感风邪引发水肿时总是面部浮肿在先，且冬春之际发病率高，症状加重多。另外，慢性肾病中医有名之为"慢肾风"者，突出了风邪在本病中的重要地位。患者常因感受风邪而血尿、蛋白尿加剧，浮肿、高血压等临床表现加重，尤以风热上受、咽喉肿痛、咳嗽咯痰者，病情加剧明显。甚至，有的患者因此而进入肾功能衰竭期。再者，反复腰酸腰痛，除与肾气不足有关外，亦和风邪入络关系密切。因此，如何正确、及时地处理邪风侵扰，是治疗、护理、预防本病的重要环节。

### 5. 正气不足，正虚邪恋

从正气的角度而言，慢性肾病患者多见肺脾肾的虚损，故见水肿、腰酸、疲乏。如《景岳全书·肿胀》扼要地指出："凡水肿等症，乃肺脾肾三脏相干之病。盖水为至阴，故其本在肾；水化于气，故其标在肺；水惟畏土，故其制在脾。今肺虚则气不化精而化水，脾虚则土不制水而反克，肾虚则水无所主而妄行。"清代沈金鳌《杂病源流犀烛》云"试观江湖河海，未有不载于土上，行于土中者。故其水得土之冲气，而足为蛟龙之所潜藏……亦可知肾之蛰藏，必借土封之力"，说明脾气之于肾主封藏的重要作用，亦阐释了何以脾肾两虚常见。

进一步言，五脏系统是相互制约、相互为用的关系。一脏的功能正常，必须建立在他脏能和谐、正常运作的基础上。故一脏为病，势必牵连他脏。故肾精亏虚不能濡养肝血，肝血不足则肝气偏旺，形成水不涵木、木旺乘土之势，临床多见情志不畅，心烦易怒，脘痞纳呆，头晕目胀，血压升高。肾精不足，虚阳不潜，阴阳失交，又会加重精微物质外漏，使病情加重；精为阴，阴必生于阳，"精之与气，本自互生"，气为阳，阳必生于阴，故精气虚衰，终致阳气亦衰。

所谓正虚邪恋，一者，正虚易招致外邪侵袭；二者，邪恋故体内伏邪难以尽除。肺为五脏之天，为肾母。肾脏久病，脏真外漏，精血内亏，子病及母，肺卫不固。风、寒、暑、湿、燥、火六淫之气易乘正气之虚而发病。体内湿热瘀血困结不化，蕴而生热，既可困脾，也能损肾。湿困蕴热，熏蒸上焦，内外合邪，更易致病。故正气不足方面，主要表现为脾肾亏虚、肾虚肝旺、肺肾两虚、肺脾肾三脏均不足，而脾肾亏虚，又有偏气、偏血、偏阴、偏阳之分。此中分别，唯有临证细分详查，方可明辨于心，有的放矢。

临证之际，须本《素问·至真要大论》"谨守病机，各司其属；有者求之，无者求之；盛者责之，虚者责之。必先五胜，疏其血气，令其调达，而致和平"，明辨正邪之多寡，分析疾病之态势，明了治向何去，方可辨证明确，有的放矢。

## 二、基本处方分析

治疗慢性肾病常以下列处方化裁，有"补脾填精除湿汤""温脾暖肾祛水方""滋阴凉血固肾方""益精祛瘀通络方"及"清宣风热连花汤"。

### （一）补脾填精除湿汤

生黄芪 15～30 g　　生白术 15 g　　仙鹤草 15～30 g

蒲公英 15～30 g　　熟地黄 15～30 g　　龟甲 15 g（先煎）

生牡蛎 15～30 g（先煎）　　炒知柏各 10 g

山茱萸 15 g　　生杜仲 15 g　　生麦芽 15～30 g

生甘草 6 g

【方意分析】 本方立意于正虚而邪盛，脾肾精血不足，下焦湿热壅盛而选药，取扶正祛邪之功。君以生黄芪、生白术补肺脾，熟地黄、龟甲补肾精；以蒲公英、知母、黄柏清利下焦湿热，湿热去则阴不伤，以山茱萸、生牡蛎补肾摄精，开阖并施，以仙鹤草止十二经之血，兼以益气补虚，上五药共为臣；佐以生杜仲培补肾气，使精能化气，生麦芽和中州，助吸收，防滋腻；使以甘草调和诸药。

【加减运用】 ①肾精亏损，精不化气，肾气不足明显，而见神疲乏力，腰膝酸软，举步维艰者，可酌加附子、肉桂，以釜底生火，蒸液化气，或取桑寄生壮腰膝，祛湿气。②下焦湿热壅盛，上蒸心肺，而见胸闷心烦，口干欲饮，小便赤黄者，酌加小蓟、淡竹叶、莲子心、白花蛇舌草。③精血亏损，大肠失润，而大便干结、艰涩，腹部胀满明显者，酌加肉苁蓉、当归补肾益精，滋润大肠，同时可配伍大腹皮、桃仁、杏仁展布气机。④若精血虚损，虚风内动，肝阳偏亢，而见血压升高者，可生龙骨、生牡蛎并用，酌加生石决明、钩藤、怀牛膝平肝息风。

本方对于脾肾亏虚，精微不固，而下焦湿热壅盛，呈现正邪交织难分难解状态较为适宜。患者病程一般都较长，病情较重。现代医学诊断为慢性肾炎、慢性肾盂肾炎、肾病综合征、高血压肾病、糖尿病肾病属于此类病机者，均可以此化裁运用。

### （二）温脾暖肾祛水方

| | | |
|---|---|---|
| 生黄芪 15 ~ 30 g | 炒白术 15 g | 仙鹤草 15 ~ 30 g |
| 竹茹 10 g | 附子 6 ~ 10 g（先煎） | 干姜 6 ~ 10 g |
| 车前子 10 g（包煎） | 牛膝 10 g | 杜仲 10 ~ 15 g |
| 山茱萸 15 g | 生牡蛎 15 ~ 30 g（先煎） | |
| 甘草 6 g | | |

【方意分析】 此方取义实脾饮，但加入益气升提、固摄精微之品，具有温而不燥、敛不留邪的特点。本方君以生黄芪、炒白术益气运脾补肾，培护正气；以附子、干姜温脾暖肾，杜仲、山茱萸温肾助气化，收摄精微，车前子、牛膝开通水道，活血利水，仙鹤草止十二经之血，兼以益气补虚，诸药共为臣；佐以竹茹化湿和中；使以甘草调和诸药，固护中州。

【加减运用】 ①肾阳不足，温化无力，因肾脉"出腘内廉，上股内后廉，贯脊，属肾，络膀胱"，故表现为腰膝冷痛、小便频数、尿蛋白不减明显者，酌加肉桂、巴戟天、肉苁蓉温肾助气化。②脾运不足，湿浊内困，胃失和降，纳呆，呕恶明显者，酌加姜半夏、砂仁、陈皮、厚朴、藿香、佩兰等。③湿困大肠，清浊不分，大便溏泄，甚则日泻无度者，酌加炒山药、肉豆蔻、荷梗、煨葛根等。

本方对于脾肾虚寒、阴寒内盛、水湿内困，现代医学诊断为慢性肾炎、肾病综合征、高血压肾病、糖尿病肾病属于此类病机者，均可以化裁运用。

（三）滋阴凉血固肾方

生黄芪 15 ~ 30 g　　生地黄 30 g　　仙鹤草 15 ~ 30 g

小蓟 15 ~ 30 g　　白芍 10 ~ 15 g　　山茱萸 15 g

生牡蛎 15 ~ 30 g（先煎）　　　　炒知柏各 10 g

龟甲 15 g（先煎）　　牡丹皮 10 g　　白茅根 15 ~ 30 g

生甘草 6 g

【方意分析】　本方立意于阴虚火旺、虚火不降之病机，阴血亏久则肾精亦伤，虚阳浮久则化热迫血。阴血、阴精亏于下，虚阳、虚火浮于上，甚则热入血分，迫血出络。君以生黄芪、生地黄益气养阴凉血；生白芍、山茱萸滋养肝血，且白芍、山茱萸均禀酸收之性，肝柔则虚火可降，龟甲、生牡蛎滋阴清热降火，仙鹤草、白茅根、牡丹皮凉血止血共为臣；佐以小蓟、知母、黄柏清热除湿，且小蓟清热利尿，更具养阴之妙，是其独胜；甘草调和诸药，固护脾胃为使。

【加减运用】　①若内热明显，舌质红绛，脉数者，以赤芍更白芍，或赤白芍并用，取泻热凉血之功；若热壅于上焦，而咽部灼痛，口干渴饮者，加净连翘，宣畅三焦，以泻热邪。②若内热引动心火，心神被扰，而心烦失眠，甚生口疮，尿热赤痛者，酌加淡竹叶、百合、郁金、珍珠母、生龙骨。③若血热出络，外见斑疹隐隐，成片成点，或伴见皮肤瘙痒者，酌加桑白皮、白鲜皮、青风藤，以凉血止血，疏风止痒。④若伴肾气不足，所谓"阴虚则无气"，而见腰酸无力，不可耐劳者，酌加生杜仲、枸杞子，以平补肾气。

本方对于阴虚内热、虚火亢盛者有较好疗效。现代医学诊断的过敏性紫癜、慢性肾炎、肾病综合征、泌尿系统感染属于阴虚火旺者，常以此出入化裁。

（四）益精祛瘀通络方

生黄芪 15 ~ 30 g　　熟地黄 15 ~ 30 g　　仙鹤草 15 ~ 30 g

蒲公英 15 ～ 30 g　　　全当归 15 g　　　　　炙鳖甲 15 g（先煎）

生牡蛎 15 ～ 30 g（先煎）　　　　　　　　　水蛭 3 ～ 6 g

山茱萸 15 g　　　　生杜仲 15 g　　　　生麦芽 15 g　　甘草 6 g

【方意分析】　本方君以生黄芪、熟地黄，两者均须重用，取精气互化之意，使精能生气，气能生精；当归、山茱萸养血柔肝补肾精，仙鹤草、蒲公英清热燥湿，兼能收涩精微，鳖甲、水蛭、生牡蛎禀水气，入肾经，咸寒，软坚散结，活血祛瘀，且不耗伤阴血，诸药共为臣；佐以生杜仲，取其补肾气，兼有生发之力，使填精药能化气，使清热燥湿药不冰伏，生牡蛎兼能平肝之旺气，亦有佐药之功；生麦芽、甘草调和脾胃，促进药物吸收，共为使。

【加减运用】　①精亏不能养阴，阴虚甚而虚热明显，舌质暗淡或暗红，有瘀点瘀斑，苔黄腻，脉细数者，生、熟地黄并用，酌加生白芍、赤芍。②精亏不能化气，精气虚而腰失温煦，腰痛明显，甚则不能转侧者，酌加巴戟天、肉苁蓉。③肝肾精血亏虚，而湿热壅盛明显，苔黄厚满腻，虽经清热利湿不见改善，酌加炒知母、黄柏、白花蛇舌草，增强化湿之力。

本型适宜病程长、病情反复迁延不愈者，患者往往有不同程度的肾小球硬化，有不同程度的肾功能下降。患者久病，脾肾气耗，气化不利，精微不固；精血耗伤，肝肾精亏，终致元气虚乏。脾肾愈虚，湿浊、痰凝、血瘀愈加胶结，气血愈加痞塞，水谷精微化赤为血受阻。正益虚，邪益盛，邪气盛，正更虚，而致恶性循环。

故此类肝肾精血亏损、湿热瘀血胶结者，法当益肝肾精血与清利湿热、活血化瘀并重，缓图之，防止病情进展。切不可一味蛮攻，或一味蛮补。除以汤药治疗外，均须辅以百令胶囊（含虫草孢子粉）补肺肾精气，以期延缓肾功能受损。

### （五）清宣风热连花汤

连翘 15 ～ 30 g　　　天花粉 15 ～ 30 g　　　桃杏仁各 10 g　　　芦根 10 ～ 20 g

小蓟 15 ～ 30 g　　　白茅根 15 ～ 30 g　　　生麦芽 15 g　　　甘草 6 g

【方意分析】　慢性肾病患者经治疗病情日渐好转或平稳，但易因外感而加重。《诸病源候论》即有"风邪入于少阴则尿血"之论述。临床观察发现，患者受风热邪气的影响尤大。患者体内有湿困蕴热之症结，二热相合，内外合邪，热迫血出，病乃加重。故宣畅气机，透邪外出，是非常重要的法则。

风邪上扰，与内热相合，风邪善行，风邪虽过，热邪犹存。故临床所见，多热而少风，若以风热治之，岂不有误？东坡居士《匣中琴》云："若言琴上有琴声，放在匣中何不鸣？若言声在指头上，何不于君指上行？"中医分析之病因、病机，当以当下之相互作用为主，既不是过去，也不是将来。

方中连翘味辛能通壅滞，微寒可除郁热，以辛散之性见长，善入三焦，疏利水道，上可清肺，下能利水，且清热无伤阳之弊，利水无伤阴之偏。《本草纲目》引甄权言其"通利五淋，小便不通，除心家客热"，引李杲言其"散诸经血结气聚，消肿"。全方功用，上可清解内热，中条达气机，上热得清则下焦热减，血尿、蛋白尿病势可以扭转。临证时，单独运用"连花汤"，或合方于其基础处方内，可以较快缓解风热袭表、留热于内的病势。

【加减运用】 ①若兼风寒束表，或病起于风寒闭热于内者，酌加麻黄、苍耳子、辛夷。②若咽干痛明显，酌加蝉蜕、牛蒡子。③若痰湿壅盛，咳而喘憋者，酌加地龙、白僵蚕、全蝎。④若咳而两胁窜痛、呛咳阵作者，酌加桑白皮、川楝子、川郁金。⑤若肺热兼有痰湿，酌加陈皮、僵蚕辛温散邪。

## 三、用药分析

慢性肾病是临床常见病，以中医药疗法对慢性肾病早期积极地干预，对于保护肾功能、延缓残存肾单位寿命、提高患者生活质量，具有重要的意义。

### （一）补气避壅腻——益气摄精生黄芪

临床所见，相当一部分慢性肾病患者，在疾病的慢性迁延过程中，表现出肺脾肾气虚的证候。因此，运用补气药治疗是对这类患者非常重要的治法。益气升阳、益气化湿、益气固表及益气摄精之法，对不同患者，或对同一患者所处疾病的不同阶段，均可择宜运用。黄芪是重要的补益药，早在《神农本草经》中已有运用黄芪治疗多种疾病的记载，原文曰："黄芪，味甘微温，主痈疽，久败疮，排脓止痛，大风癞疾，五痔，鼠瘘，补虚，小儿百病。"中医以黄芪治疗虚损性病证一直沿用至今。古代文献、现代临床及实验研究均表明，黄芪对于慢性肾病具有独特而重要的作用。现从中医临床实际出发，总结黄芪在慢性肾病中的运用特点。

何以补气首选黄芪？生黄芪较之参类（如生晒参、红参、西洋参、太子参、党参）更具有升提、固表、摄精、补气、托毒、利尿的作用。参类肉厚质韧，益精微而补心肺脾，可鼓舞正气从内达表而抗邪外出。参类犹如宅中贵人，君临天下，邪不可干也，故气虚外感用参苏饮，而不用生黄芪；生黄芪犹如庭院之藩篱，需得参术之内助，鼓舞正气之力方卓，然走表、通阳、利水是其所长。慢性肾病患者（如慢性肾炎、肾功能不全），脾肾气化不足，肝肾精血亏损，虚阳不能潜降，痰浊瘀血内停。较之其他诸多补气药，生黄芪能补上、中、下三焦之气，配合填肾精、助脾运的药物，能使肾气从下焦而达卫表，起到补气、固表、摄精的作用，如张元素论黄芪"气薄味厚，可升可降，阴中阳也。入手足太阴气分，又入手少阳、足少阴命门"。裘沛然教授治疗慢性肾炎之经验方，由黄芪、生牡蛎、巴戟天、黄柏、泽泻、土茯苓、黑大豆、大枣组成。裘沛然教授认为，黄芪若运用恰当，能起到仲景所言"大气一转，其气乃散"之功，从而正复邪去，常用剂量为 15 ~ 60 g，岳美中教授提倡以陆以湉《冷庐医话》所载"黄芪粥"进行食养配合药养。

### 1. 黄芪治疗慢性肾病之特点

（1）轻用升压，重用降压

黄芪少量运用有升压作用，大量运用则有降压作用。邓铁涛认为，运用补中益气汤治疗低血压时，生黄芪不宜超过 15 g；治疗气虚痰浊型高血压时，黄芪必重用 30 g 以上。慢性肾病合并血压升高的患者很常见，故以黄芪补气，且能降压。慢性肾小球肾炎患者水肿、高血压并见者，若酌情配伍重坠潜阳之品，降压的效果会更明显。

（2）能上能下，可达全身

黄芪得柴胡、升麻之助，则升提之性大增；大剂黄芪得介石类药物重坠之引，则趋入下焦。如邓铁涛曾运用王清任治难产之加味开骨散，外加针灸，1 剂而死胎产下。加味开骨散为开骨散（当归一两，川芎五钱，血余炭三钱，龟甲八钱）加黄芪四两，故重用亦有重用之理也。

（3）补益三焦，固密卫气

李东垣云："脾胃一虚，肺气先绝。必用黄芪温分肉，益皮毛，实腠理，不令汗出，以益元气而补三焦。"卫气者，所以温分肉而充皮肤，肥腠理而司开阖也，"实卫"就是"固表"。后《丹溪心法》载有治自汗名方"玉屏风散"，原方防风、黄芪各一两，白术二两，每服药散三钱加姜三片，水煎服。总之，应重用白术，即"发在芪防，收在术"之意也。慢性肾病患者易于感受外邪，使病情加重迁延。黄芪固密卫气，有"正气存内，邪不可干"之意，可减少患者感受外邪的概率，对防止病情发展、保护肾功能有积极意义。

（4）补而兼通，性不壅腻

《神农本草经》着重指出了黄芪能补虚和治疗疔疮。《名医别录》在《神农本草经》的基础上，提出黄芪能祛"妇人子脏风邪气，逐五脏间恶血"。元代张元素认为，黄芪"去肌热及诸经之痛"，从而将黄芪运用在风湿关节疼痛和筋骨痿废之症中。从药材质地分析，黄芪药用部位为干燥根茎，质地疏松，不若其他补益药物滋腻多汁。因此，结合历代诸家运用黄芪的经验来看，黄芪虽为补气升提、补气固表、补气摄精、补气托毒之品，但性通利，补而不壅腻是其特征。

由此可见，轻用升压、重用降压，能上能下、可达全身，补益三焦、固密卫气，补而兼通、性不壅腻是黄芪在慢性肾病中的药性特点。黄芪之功不独补气之特征，可以王好古之语概之——"黄芪治气虚盗汗，并自汗及肤痛，是皮表之药；治咯血，柔脾胃，是中州之药；治伤寒尺脉不至，补肾脏元气，是里药，乃上中下内外三焦之药也。"

**2.对黄芪适当配伍则左右逢源**

（1）黄芪配伍附子、干姜

黄芪配伍附子、干姜，则益气而升阳，温阳而化水。慢性肾病患者，如出现阳虚水停之证，症见浮肿、小便少、心悸、尿蛋白持续升高、舌胖、苔水滑、脉沉迟者，需在补益正气之同时，运用温阳散寒、助气化之药。温阳散寒者，首推附子、干姜，一以温肾阳，一以暖脾阳。黄芪与附子、干姜相配伍，则益气而温阳，且黄芪甘温之性，可缓和姜、附燥烈之偏。

（2）黄芪配伍苍术、白术、杜仲

黄芪配伍苍术、白术、杜仲，则益气而化湿。慢性肾病患者如出现气虚湿困之证，症见气短乏力、四肢困倦、大便稀溏或黏腻不爽、小便浑浊或泡沫增多、舌胖、苔白黄腻或润、脉沉滑或濡者，需益气而化湿。苍术、白术、杜仲、黄芪配伍，则以黄芪、白术、杜仲补肺脾肾之气，展布肺气以利水道，补益脾气以杜生湿之源，助肾之气化而湿有去路，更以苍术之辛苦温，化湿浊之内停。故四药合和，为匡扶后天而祛湿邪之良剂。

（3）黄芪配伍山茱萸、生龙骨、生牡蛎

黄芪配伍山茱萸、生龙骨、生牡蛎，则益气而摄精，敛精不留邪。在慢性肾病发展过程中，脾肾气化不足，肝肾精血亏损，虚阳不能潜降，痰浊瘀血内停，是其基本特点。且脾肾益虚，痰浊益甚，饮食精微不能转输化赤为血变精，故精血益损，虚阳更升。治以补益精血，秘藏真元，条达气血，则能改善患者的疾病状态，对控制和延缓疾病的发展是十分有利的。山茱萸质地柔润，味酸入肝，大能补益精血，秘藏精微，且得木气之养，兼能条达气血。诚如张锡纯《医学衷中参西录》所言："（山茱萸）酸收之中，大具开通之力，以木性喜条达故也。"龙骨、牡蛎皆生用，亦取其性沉降，收敛之中仍有开通之义。若取煅品，则纯敛而无条达之性矣。

### 3. 小结

综上所述，黄芪对于慢性肾病具有独特而重要的作用。黄芪的功效不独补气之一端，其能扶正，且能条达气血，补而兼通，性不壅腻。在临证中，根据患者所处之病机状态，对黄芪做适宜的配伍，则可左右逢源，对控制和延缓慢性肾病的发展是十分有利的。

## （二）涩精莫敛邪

### 1. 涩通兼备山茱萸

在慢性肾病、肾功能不全的治疗中，山茱萸既补益肝肾精血，又收敛蛋白潜血，且收敛正气而不敛邪气。

山茱萸，质地柔润，味酸入肝，大能补益精血，秘藏精微，且得木气之养，兼能条达气血，诚如张锡纯所言："山茱萸，味酸性温，大能收敛元气，振作精神，固涩滑脱。因得木气最厚，收涩之中兼具调畅之性，故又通利九窍，流通血脉，治肝虚自汗、肝虚胁痛腰痛、肝虚内风萌动，且敛正气而不敛邪气，与其他酸敛药不同……酸收之中，大具开通之力，以木性喜条达故也。《神农本草经》谓主寒湿痹。诸家本草，多谓其能通利九窍。其性不但补肝，而兼能通利气血可知，若但视为收涩之品，则浅之乎视山萸萸矣。"故本品与其他收涩药不同，如五味子、金樱子、覆盆子等只收不散，多有敛邪弊病，更不如山萸萸直入肝经，收敛肝虚之气散。

其不仅能收敛精微，重用更能固气救脱——"萸肉救脱之功，较参、术、芪更甚。盖萸肉之性，不独补肝也，凡人身之阴阳气血将散者，皆能敛之。故救脱之药，当以萸肉为第一""得一救脱之圣药……即山萸肉一味大剂煎服也。"

慢性肾病、肾功能不全的发展过程中，脾肾气化不足、肝肾精血亏损、虚阳不能潜降、痰浊瘀血内停是其基本特点，且脾肾益虚，痰浊益甚，饮食精微不能转输化赤为血变精，故精血益损，虚阳更升。在处方中，辅以山萸萸补益精血，秘藏真元，条达气血，大能改善患者的疾病状态，对控制和延缓疾病的发展是十分有利的。

### 2. 开阖同施生龙牡

前面叙述了，在肾病、肾功能不全的治疗过程中，运用山萸萸。从配伍的角度讲，运用山萸萸时，多伍以生牡蛎，以增强潜阳收敛之力。二药配合，一者，补益精血以收涩精微，兼具开通之力；二者，介类重镇，咸寒以潜降，兼能养阴，亦具开通之功。故两者相得益彰，有上下相合之妙用，收敛正气，但不收敛邪气。且牡蛎为咸水所结成，咸能软坚，禀水之气，故又能兼益肾阴，正合肾病患者肾阴受损、肝失所养之病机。生牡蛎所具此等功效，诚如《本草思辨录》所言："蛎介属而化生，色白，且南生东向，得春木之气，则入肝而气浮向外，向里则下连肾，向外则上连胆。"

在炮制上，针对肾病的患者均使用生牡蛎。生用，则咸寒之性犹存，能禀金石之气而软坚散结，对于肾病患者局部癥瘕的状态（肾小球动脉硬化、系膜弥漫性或节段性增生、肾小管节段性硬化等）是有利的。关于是生用还是煅用，张锡纯有较为深刻的认识："龙骨、牡蛎，若专取其收涩可以煅用。若用以滋阴，用以敛火，或取其收敛，兼取其开通者（二药皆敛而能开），皆不可煅。"

一般而言，常以山茱萸配伍生牡蛎。若患者兼见气虚卫表不固，自汗出，畏风寒，或兼见阴虚内热，热蒸腠里，汗多，心烦，失眠者，往往生牡蛎、生龙骨合用，以增强敛正之功。

### （三）清热忌冰伏

#### 1. 仙鹤草（苦寒燥湿热，性涩敛气血）

仙鹤草系蔷薇科植物龙芽草的全草，始载于《图经本草》，味苦涩，性寒，作用广泛，具有收敛止汗、收敛止咳、收敛止血、消炎止痢、收敛涩肠、清热燥湿、活血化瘀以及解毒散结之功。自《图经本草》以降，后世本草及诸多草药书籍，均云其性温。此实为苏颂等人未亲见并验证龙牙草的功效，以讹传讹所致（原文曰："龙牙草，生施州，根辛涩温无毒，治赤白痢。"记载极为简单，但对后世影响很大。后世本草以及现今一些中草药书籍所载龙牙草性温之说源于此。1058 年，宋朝政府下令各郡县把所产药物绘图，并说明开花结实、采收季节以及功用，送往京城，由苏颂等人负责绘图编辑，历时 3 年而成《图经本草》，但当时苏颂等人并未亲见和验证龙牙草的功效，以致成此谬误）。

其味苦性涩，归肺、肝、脾经，具收敛止血、消炎止痢的功效，临床多用于治疗咯血、吐血、尿血、便血、功能性子宫出血、胃肠炎、痢疾等。根据其味涩收敛的特征，仙鹤草也具备收敛止汗、收敛止咳、收敛涩肠之功能。用其合甘麦大枣汤治疗腠理不固盗汗，屡试屡效；用仙鹤草配合杏苏散，一敛一宣，治疗肺失宣降，发热咳嗽，效果明显；用鲜仙鹤草配伍鲜马齿苋，治疗湿热痢疾疗效确切。仙鹤草及马齿苋药源广，在乡村沟边及山区林间空地即可得之，因而民间喜用此二药。

苦可燥湿，寒可泻热，味苦则降，故有趋下、沉降之特性。对湿热下注所致的痔肿血痢、赤白带下、阴痒等前后二阴之疾，有清热、燥湿、解毒之功效。仙鹤草在《神农本草经》《金匮要略》中被称为牙子、狼牙。张世臣、李钟文分别于 1985 年、1986 年发表《狼牙的本草考证》，得出《神农本草经》的牙子、狼牙与现今的龙牙草、仙鹤草是为一物的结论。《神农本草经》载："牙子，味苦寒，主邪气热气，疗疮、恶疡、痔疮，去白虫，一名狼牙。"《金匮要略·妇人杂病脉症并治》曰："少阴脉滑而数，阴中即生疮，阴中蚀疮烂者，狼牙汤洗之。狼牙三两，右一味，以水四升，煮取半升，以绵缠箸如茧，浸汤沥阴中，日四遍。"现代研究证实，仙鹤草对滴虫性阴道炎，支原体、衣原体感染的尿道炎有明显效果，说明了其苦能燥湿、寒能清热的特点。因仙鹤草味涩主收敛，故对下焦湿热困结、热伤脉络、精微不固者，有良好疗效。如血精症，急性肾小球肾炎，急性肾小球肾炎恢复期，慢性肾炎尿蛋白、尿潜血持续不消失等属湿热困结、精微不固者，用之能够迅速消除尿蛋白及尿中红细胞。

仙鹤草长于止血，而且还有活血化瘀的作用，如《百草镜》云其能"下气活血"，《滇南本草》称其可治"腰痛"，《本草纲目拾遗》言其能疗"闪挫"。现代药理研究证实，仙鹤草有抗炎、镇痛作用。白正学在临床上重用仙鹤草（45 ~ 60 g）治疗腰椎间盘突出症多例，疗效较佳。有报道小鼠、家兔静脉注射仙鹤草素后，出血时间缩短，并增加血小板数。体外实验发现，仙鹤草的水煎醇沉淀有明显的抗体外血栓作用，说明它是一味活血止血药。

此外，仙鹤草尚具有清热解毒、活血散结之功，性寒清热解毒，但不损脾阳。用于治疗乳痈初起，证属肝郁胃热，气滞血瘀，症见乳房肿痛，发胀微红，乳汁排出不畅者，如《本草纲目拾遗》载："乳痈初起，龙芽草一两，白酒半壶煎至半杯，饱后服，初起者消，成脓者溃，且能令脓出不多。"

目前药理研究表明，仙鹤草可促进胰岛素释放和类似胰岛素的降血糖作用，可配伍入汤药中口服。当病情减轻时，为巩固疗效，可用仙鹤草、黄芪等量泡水当茶饮，或仙鹤草 30 g，水煎服，长期服用，具有益气、燥湿、清热的作用，远期效果满意。

总之，仙鹤草全草入药，性质平和，可升可降，可收可散，清热燥湿，解毒活血，而无伤正之虞，民间名之为脱力草，有补虚、强壮的作用，配伍肺经药，则敛汗、镇咳；配伍大肠经药，则燥湿、止痢；配伍下焦药，则解毒活血、燥湿清热，治疗痔肿血痢、赤白带下、阴痒等前后二阴之疾。收敛之中，含有通达气血之意。收敛而不留邪，祛邪而不伤正。一物兼备数功，针对复杂病机，实为难得的好药。

### 2. 白花蛇舌草（苦寒清热毒，甘寒利湿）

白花蛇舌草为茜草科一年生植物白花蛇舌草的干燥或新鲜全草，始载于《广西中药志》。其叶形似蛇舌，开白花，故名。其味苦、甘，性寒，入心、肝、脾三经，具清热解毒、消痈散结、活血化瘀、消炎止痛、利尿消肿之功，常用于治疗热毒壅盛的痈肿疮毒、咽喉肿痛、热淋小便不利。民间常用此药治疗蛇伤、疔疮等，近年应用于各种癌的治疗，也用于艾滋病的治疗。

本品苦寒清热解毒，甘寒清利湿热，有较强的解毒消痈作用，性虽寒凉，但消痈散结、活血消肿的作用较明显，故清解热毒而无冰伏之偏。本品适用于热毒壅盛、气血郁结之痤疮、酒齄鼻、黄褐斑、甲状腺结节、顽固性外阴湿疹等，只要配伍得当，往往能起到明显疗效。现代药理研究证明，白花蛇舌草具有抗菌消炎、抗肿瘤、增强免疫以及抗氧化的作用，故近年临床上常用于热毒壅盛、气血瘀滞之胃炎、肝炎、肾炎、尿道炎的治疗。本品易得，价廉，且作用广泛，值得推广。有诗云："白花蛇舌草纤纤，伏地盘桓农舍边；自古好心多善报，灵虫感德药流传。"较之仙鹤草，本品长于清泻热毒，活血止痛，清热之中具有通利之性，故寒凉而不冰伏热邪。仙鹤草长于清热燥湿，苦燥泻热之中具有收敛之性，故收敛精微而不滞留湿邪。对于慢性肾炎患者，湿热、热毒壅盛，气血瘀滞者，可以二者合用，取清热解毒、活血化瘀、利尿除湿之功。

### （四）选药本习性

血尿（包括肉眼血尿和镜下血尿）是慢性肾病的典型症状，血尿的改善或加重，往往提示疾病的好转或加重。中医治疗时，或益气摄血，或凉血止血，或化瘀止血，不一而足。

益气摄血之药，即芪、术、草之类。选用凉血止血药和化瘀止血药，总须本于药物之习性，以不温燥耗伤阴血为要。凉血止血之药，如小蓟、白茅根、茜草近水而生，性凉而多汁，且不冰伏阳气，适用于湿热壅盛、热伤脉络、血不循经者。化瘀止血之药，如水蛭、龟甲、鳖甲等水生之物，禀水气而生，得水气而入肾经，适用于泌尿系统疾病、下焦病证。此类药物性偏寒凉，无伤阴动血之弊，且龟甲、鳖甲尚具益阴血、清虚热之功，其他活血化瘀之品，如桃仁、红花、穿山甲、三七等，性均偏燥，用之不当，易伤阴血。若须运用，亦当做适当配伍方可。

# 慢性肾病蛋白尿的证治思想

蛋白尿是慢性肾病（本文所论及的慢性肾病包括慢性肾小球肾炎、肾病综合征、紫癜型肾炎、糖尿病肾病、高血压肾病等慢性肾系疾病）的重要临床表现之一。无论是从中医的角度，还是从现代医学的角度，蛋白尿都具有十分重要的意义。血浆游离蛋白从饮食水谷而来，经胃的腐熟、脾的运化及心变赤为血，并通过肺主气的功能输布全身。长期从尿中流失蛋白质，全身气血因而受损，脾肾气虚、肝肾阴虚为其主要结局。脾肾气愈虚，气化功能越弱，水湿之气益加滞留；肝肾阴愈亏，虚火益旺，虚热与湿浊胶结，难分难解，精微益加外泄。现代医学认为，在肾小球疾病的慢性进展过程中，有非免疫机制和免疫介导炎症共同参与，有时非免疫介导机制是病变持续、恶化的重要因素，如大量蛋白尿就可以成为独立的致病因素参与肾脏的病变过程。

虽然，慢性肾病的治疗并不以消除尿蛋白及尿红细胞为目标，但是，中医治疗作为"亡羊补牢"之策，通过对患者全身状态的调理，以达到对肾小球电荷屏障及物理屏障的修复，从而稳定、减少甚至消除蛋白外漏，这无疑对稳定病情甚至治愈本病是有利的。笔者临床治疗慢性肾病蛋白尿的证治经验如下：

## 一、温肾助气化，温燥勿伤阴

从中医认识的角度分析，此类患者出现蛋白尿，主要为肾阳不足，阳不化气，精微下流所导致。阳化气，阴成形。气者，阳也；血者，阴也。肾阳不足，多兼见肾气不足，临床常见病人神疲乏力，水肿较重，大便溏泄，小便涩少，腰痛重，舌胖大，苔水滑，脉沉无力。运用温肾助阳药，蒸腾肾气，恢复三焦气化功能，就能改善临床症状及理化指标。常用的温肾药物队有：①炮附子、上肉桂、淡干姜；②巴戟天、肉苁蓉、淫羊霍；③骨碎补、续断、金毛狗脊；④菟丝子、生杜仲、枸杞子。

第①队药物，以大热温燥消除阴霾见长，其性均升散，短期运用就能起到明显的温燥助气化之功，但其秉刚燥之体，久用能伤阴耗血。现代研究也发现，附子、肉桂可扩张肾小球动脉，但长期运用能加速肾功能减退，故临床上多采取早期、短期运用的办法。

第②队药物，温肾气、助肾阳，还可兼益肾精为其特点，温而不燥，性质平和，可以长期服用，对于疾病的慢性过程是很适宜的，故临床上短期运用附子、干姜、肉桂峻补肾阳后，即选择第②队药物缓图其功。其中，巴戟天、肉苁蓉温肾气、益肾精的作用较为明显，且肉苁蓉还可柔润通大便。

第③队药物，补肾阳，活血脉，散寒湿而性质柔和为其特点。其中，续断、金毛狗脊补肾活血的作用显著，对于肾气不足而兼有瘀血征象、腰痛、排尿困难、舌暗有瘀点、脉不流利者，用之为宜；骨碎补敛浮阳，引虚火下行为其独功。对于肾阳不足，而见牙龈脓肿、咽喉肿痛久不愈者，用之尤妙。

第④队药物，以平补肾气，阴阳并调为其特点。其性质更为柔润，温肾气并能补益肾阴。经过适当配伍，肾阳不足、肾阴亏虚者均可运用。生杜仲偏温而性升，枸杞子较平而性腻。生杜仲除温肾气、助气化之外，还具有生发之气。

总之，当明辨药物之性能，方可用药得当。肾阳不足型慢性肾病患者蛋白尿久不愈，除肾阳亏虚外，尚有精血亏损之机，故刚燥之药不宜长期服用，而宜温肾阳、益精血并举，温肾勿伤阴血，适当选择上述药队中的药物。

## 二、酸收敛精微，收敛勿留邪

此类患者出现蛋白尿，主要因"肾主封藏"失司所致，其肾阳不足的征象并不明显。其在精血不足方面的表现为重，患者多见神疲乏力，面色不荣，唇舌皆淡，脉多弦缓无力。肾不固藏，精微外漏，病久精血益虚，则肾精不足，水不涵木，木气偏亢。若久不改善，木旺乘脾，脾弱湿盛，湿碍肾气，病乃加重。所以，病初肾不封藏，病久所致一系列病理变化，更会加重肾主封藏的病态。

当此之时，收涩精微，则肾精可固，水将涵木，木气可平，病将向愈。临床常用的收摄精微药物有山茱萸、生牡蛎、生龙骨、生白芍。

此为参考张锡纯先生运用山茱萸、生龙骨、生牡蛎的经验，并结合临床所见慢性肾炎病人的特点而运用于该病的治疗中。其较其他收摄精微药之突出不同点为收敛正气而不收敛邪气，且山茱萸还具有通利九窍、流畅血脉的作用。因为本病患者多是虚实夹杂，正虚与邪实并见，这类药物较之一派性涩收敛者（如金樱子、桑螵蛸等）更为适宜。若病人兼见大便稀溏，腹泻无度，属脾肾虚弱、气不固摄者，可以酌加生山药、生芡实，收摄大肠之气。

## 三、清热化湿气，寒凉勿折阳

这类患者出现精微不固，主要病机在于湿热胶固，湿困血瘀。《素问·至真要大论》云："诸病水液浑浊，皆属于热。"王冰则进一步说明："溲变者，水火相交，火淫于下也，而水脏水腑皆为病也。"慢性肾病患者的小便，无论是肉眼浑浊，还是镜下浑浊，其形成机制皆可责之为湿热下注。湿热伤及肾络，热邪蒸腾精微，气机不利，瘀血阻滞，气血不循常道，故有此见证，临床上还常伴腰膝酸软、神疲心烦、胸脘痞闷、渴而喜饮、大便黏腻不爽、小便浑浊、小便泡沫多等。

治疗思路上，一者，需根据湿困致瘀的程度，酌加行瘀药，如全当归、广郁金、川牛膝、泽兰、益母草等，且泽兰、益母草既活血又利湿，更适合湿困血瘀的病机。气血流畅，三焦通调，水道乃利，湿自可有出路。二者，需根据湿困化热的程度，选择运用清热除湿药，如竹茹、淡竹叶、炒栀子、蒲公英、川黄柏、大黄、白花蛇舌草等。

所需避免者，仅扬汤止沸，一派利湿叠加，或苦寒直逼。清热除湿药总以不冰伏阳气为要。中成药"黄葵胶囊"，源于《本草纲目》所载黄蜀葵花有利尿通淋、凉血消肿之功，其性虽寒凉利湿，但不冰伏阳气，故对减少湿热壅盛型肾病患者尿中蛋白有明显疗效。

治其本，即是塞源涩流之法，或助脾健运，或温阳化气，或宣肺展布气机，不一而足。从邪气而论，本病之湿浊不同于外伤六淫之湿邪，治外感者以清扬之法，湿去则病愈；治内伤者，非轻描淡写手笔能痊病也，必源于五脏六腑、十二正经、奇经八脉之运化失调。正气为本，邪气为标，不可忘失标本。

## 四、饮食宜清淡，尤忌高蛋白

不同证候类型的慢性肾病患者，均有不同程度的湿邪内困病机。因此，在予以药物治疗的同时，需以饮食配合。应告知病人，尽可能地忌食牛羊肉、海鲜、动物内脏以及烧烤炙煿。这类食物，生湿助热，性能升散，对于本病无异于火上浇油。赵绍琴教授在20世纪60年代初，已经发现进食大量蛋白质（包括动物性和植物性蛋白）会加重慢性肾病患者蛋白尿的情况，而低蛋白饮食则有益于控制蛋白尿。从现代医学的角度看，当患有慢性肾病时，进食大量高蛋白食物，血中游离蛋白质增加，通过肾小球基底膜的蛋白增加，会加重对肾脏的损伤。故饮食配合治疗，应以清淡易消化者为主，尤忌高蛋白。但是，若患者血浆白蛋白低于正常值而病势很重时，又另当别论。

上面对蛋白尿的证治介绍虽大体上分为四类，但临床病例往往是错综复杂，或阳虚而湿热壅盛，或湿盛与精亏并见，或阳虚湿困精亏同在，总要医者分清主次，辨别其主要矛盾，方可取得纲举目张、药专力宏的效果。

### 附：愈肾方对阿霉素肾病模型大鼠蛋白尿的影响

肾病综合征最基本的特征是大量蛋白尿，常伴有低蛋白血症、水肿、高脂血症。蛋白尿是肾脏受损的敏感反应指标，还可作为致病因素加重肾脏损伤，直接导致肾小管间质纤维化、肾小球硬化，甚至进行性肾功能丧失，并造成全身性低蛋白血症、高脂血症，加重全身功能的减退。目前临床治疗蛋白尿的药物仍然是糖皮质激素、细胞毒类或免疫抑制剂，但此类药物有严重的不良反应。愈肾方为我们临床治疗蛋白尿的经验方，本实验采用阿霉素肾病大鼠模型，观察愈肾方对其蛋白尿的影响，并探讨可能的作用机制。

# 一、材料与方法

## （一）实验动物

50 只清洁级 SD 大鼠，雄性，体重 220 ~ 250 g，购自北京维通利华实验动物技术有限公司，实验动物许可证号为 SCXK（京）2012-0001。

## （二）主要药品试剂

注射用盐酸多柔比星（ADR，深圳万乐药业有限公司，批号：1012 E2），醋酸泼尼龙片（天津力生制药股份有限公司，批号：1106036），0.9% 氯化钠注射液（NS，石家庄四药有限公司，批号：110507406），Bradford 蛋白浓度试剂盒（碧云天生物技术研究所，批号：20120514E61），肌酐（Cr）检测试剂盒（批号 SG1104AD02）、尿素氮（BUN）检测试剂盒（批号：SG1103AA08）、甘油三酯（TG）检测试剂盒（批号：110312AD05）、胆固醇（TC）检测试剂盒（批号：GG1101AD012）、总蛋白（TP）检测试剂盒（批号：GG1108 AA04）均购自北京万泰德瑞诊断技术有限公司，内皮素 1 抗体（ET-1 抗体，北京博奥森生物技术有限公司，批号：900181W），戊二醛（国药集团化学试剂有限公司，批号：111-30-8）。

愈肾方组成：黄芪 30 g（批号：120780221），山茱萸 15 g（批号：120481221），防风 6 g（批号：120783021），荆芥炭 6 g（批号：120381941），蒲公英 30 g（批号：120480731），白花蛇舌草 15 g（批号：120583541），牡丹皮 15 g（批号：120380211），赤芍 15 g（批号：120580101），购自康美（北京）药业有限公司。愈肾方大、小剂量水煎液分别含生药 3.69 g/mL、1.98 g/mL，均由中国中医科学院望京医院煎药室提供。

## （三）主要仪器

BSA3202S-CW 型赛多利斯电子天平（德国赛多利斯公司），3-18 K 型低温高速离心机（德国西格玛公司），Varioskan Flash 型多功能酶标仪（美国 Thermo Electron 公司），AccuteTBA-40FR 型全自动生化分析仪（日本东芝公司），CX31 型正置显微镜（日本奥林巴斯株式会社），ASP300 型智能化组织脱水机，EG1150H 型石蜡包埋机，RM2255 型石蜡切片机，EMUC6 型超薄切片机（德国莱卡仪器有限公司），H7650 型透射电子显微镜（日本日立公司）。

## （四）选模、分组及给药方法

50 只 SD 大鼠按体重根据计算机产生的随机号分为空白组、模型组、激素组和愈肾方大、小剂量组，每组 10 只。按照文献的改进方法，除空白组外，其余各组大鼠均尾静脉注射 ADR 4.5 mg/kg，常规喂养 7 天后再次以同样方法注射 ADR 3.0 mg/kg，空白组注射等量生理盐水。末次注射后 3 天，激素组予以醋酸泼尼松片 9.0 mg/kg 灌胃，愈肾方大、小剂量组分别给予愈肾方 39.6 g/kg、19.8 g/kg 灌胃，空白组和模型组均给予等量饮用水，各组共灌胃 21 天。

## （五）观察指标及方法

### 1. 24 h 蛋白尿定量检测

于给药后第 21 天，将各组大鼠放入代谢笼中，收集 24 h 尿液，禁食，不禁水。取各组大鼠尿液 20 μL，加入 96 孔板中，每一样品设 3 复孔。制备标准曲线：取蛋白标准品 50 μL，加入 50 μL NS，始终浓度为 2.5 mg/mL。按 20 μL、16 μL、12 μL、8 μL、4 μL、2 μL、1 μL、0 μL 加入 96 孔板，加 NS 补足至 20 μL。各孔加入 G250 染液 200 μL，室温放置 5 min，用 Varioskan Flash 型多功能酶标仪测定 595 nm 波长吸光度。

### 2. 血液生化指标检测

于给药后第 22 天，麻醉大鼠，腹主动脉取血，将动脉血于 4℃ 3000 r/min 离心 20 min，吸取血清，保存于 –20℃ 备用。检测时充分溶解血清，用 Accute TBA–40FR 全自动生化仪检测 Cr、BUN、TC、TP。

### 3. 病理学观察

取大鼠新鲜肾脏，置于 10% 中性缓冲福尔马林液中固定，48 h 后常规方法脱水、包埋、切片，进行苏木素伊红（HE）染色，中性树胶封固，于 CX31 型正置显微镜下观察。

### 4. 电镜观察

取大鼠左肾上极肾皮质，制备 1 mm × 1 mm × 1 mm 大小的肾组织 2 个，置于 4% 戊二醛中固定，48 h 后常规方法脱水，包埋、切片，醋酸铀 – 枸橼酸铅双重染色，于 H7650 型透射电镜下观察。

### 5. 免疫组织化学观察 ET-1 表述

取大鼠新鲜肾脏，置于 10% 中性缓冲福尔马林液中固定，48 h 后常规方法脱水、包埋、切片，微波 10 档加热 3 min 转为微波 3 档加热 15 min，室温冷却 20 min，修复抗原；0.01 mol/L PBS 浸泡 5 min，浸泡 3 遍，3%H$_2$O$_2$ 浸泡 10 min，0.01 mol/L PBS 浸泡 5 min，浸泡 3 遍，加入抗 ET-1 抗体一抗，切片放入保湿盒 37℃恒温箱孵育 2 h，0.01 mol/L PBS 浸泡 5 min，浸泡 3 遍，加入抗 ET-1 抗体二抗，切片放入保湿盒 37℃恒温箱孵育 50 min，0.01 mol/L PBS 浸泡 5 min，浸泡 3 遍，DAB 显色，阳性部位呈黄褐色，苏木素复染 5 min，放入玻璃缸内水洗 3 遍，分色液染色，放入玻璃缸内水洗 3 遍，反蓝液反蓝，放入玻璃缸内水洗 3 遍，镜检，观察细胞核着色情况，细胞核蓝色；上行脱水、透明，用中性树胶封片。

### 6. 统计学方法

使用 SPSS 13.0 软件进行数据处理，计量数据用（$\bar{x} \pm s$）表示，组间比较采用两独立样本 t 检验。

## 二、结果

### （一）各组大鼠 24 h 尿量及尿蛋白含量比较

附表 1 示，与空白组比较，模型组 24 h 尿量明显减少，尿蛋白含量明显增多（$P < 0.01$）；与模型组比较，激素组和愈肾方大、小剂量组 24 h 尿量增加，愈肾方大、小剂量尿蛋白含量减少（$P < 0.05$ 或 $P < 0.01$）。

附表 1　各组 ADR 肾病模型大鼠 24 h 尿量及尿蛋白含量比较（$\bar{x} \pm s$）

| 组别 | 鼠数 | 尿量 | 尿蛋白含量（mg） |
|------|------|------|------|
| 空白组 | 10 | 21.5 ± 5.42 | 91.45 ± 14.96 |
| 模型组 | 10 | 12.25 ± 3.45[*] | 152.72 ± 35.68[*] |
| 激素组 | 10 | 15.67 ± 2.99[△] | 127.86 ± 26.39 |
| 愈肾方大剂量组 | 10 | 19.33 ± 5.83[△△] | 102.42 ± 48.21[△△] |
| 愈肾方小剂量组 | 10 | 17.36 ± 3.29[△△] | 121.25 ± 29.67[△△] |

注：与空白组比较，[*]$P < 0.01$；与模型组比较，[△]$P < 0.05$，[△△]$P < 0.01$。

## （二）各组大鼠血液生化指标比较

除空白组外，其余各组大鼠均出现不同程度乳糜血，血清稀释 10 倍后，Cr 仍无法检测。附表 2 示，与空白组比较，其余各组大鼠 BUN、TC、TG 均显著升高，TP 显著降低（$P < 0.05$ 或 $P < 0.01$），模型组、激素组和愈肾方大、小剂量组各指标间比较差异无统计学意义（$P > 0.05$）。

**附表 2　各组 ADR 肾病模型大鼠血液生化指标比较**

| 组别 | 鼠数 | BUN（mmol/L） | TC（mmol/L） | TG（mmol/L） | TP（g/L） |
|---|---|---|---|---|---|
| 空白组 | 10 | 10.83 ± 1.83 | 3.01 ± 0.20 | 1.20 ± 0.22 | 56.24 ± 1.68 |
| 模型组 | 10 | 28.88 ± 2.04** | 24.18 ± 3.43** | 14.78 ± 5.02** | 48.10 ± 8.13** |
| 激素组 | 10 | 29.45 ± 1.81** | 23.71 ± 1.83** | 16.18 ± 4.56** | 52.10 ± 5.70* |
| 愈肾方大剂量组 | 10 | 32.27 ± 5.07** | 25.41 ± 2.29** | 14.67 ± 3.51** | 45.00 ± 7.77** |
| 愈肾方小剂量组 | 10 | 29.92 ± 3.18** | 25.25 ± 3.68** | 16.77 ± 6.34** | 45.27 ± 7.13** |

注：与空白组比较，*$P < 0.05$，**$P < 0.01$。

## （三）各组大鼠肾组织病理学观察

附图 1 示，空白组肾脏 HE 染色可见皮质无明显变薄或增厚，肾单位较多，肾小球饱满，肾小管无水肿或萎缩。模型组可见肾皮质变薄，肾单位减少，半数以上（50% ~ 70%）肾小球出现塌陷，肾小管上皮细胞水肿明显，球囊融合。激素组肾脏肾皮质变薄，肾单位减少，半数以上（> 50%）肾小球出现塌陷，球囊融合，血管畔呈空泡状，和模型组差别不大。愈肾方大、小剂量组肾小球

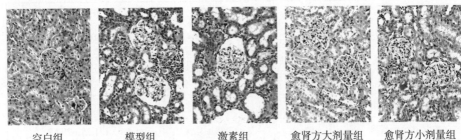

空白组　　　　模型组　　　　激素组　　　愈肾方大剂量组　　愈肾方小剂量组

**附图 1　各组 ADR 肾病模型大鼠肾组织病理学图片（×400）**

肾皮质轻度变薄，肾单位轻度减少，10%～15%肾小球出现塌陷，肾小管上皮细胞轻度水肿，未出现明显的球囊融合。各组大鼠肾脏均未见明显系膜增生、纤维化等表现。

## （四）各组大鼠肾皮质电镜观察

附图2示，空白组足突形态未见异常，裂孔隔膜（SD）清晰可见，肾小球内皮细胞（EC）形态正常；模型组足突大面积融合，足细胞变形，SD结构完全消失；激素组足突大面积融合，SD结构破坏，与模型组差别不大；愈肾方大、小剂量组大部分足突SD恢复，仅小部分足突发生融合，SD结构基本完整。

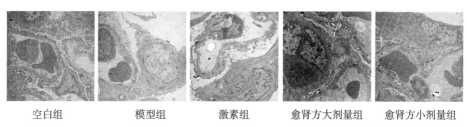

空白组　　　　模型组　　　　激素组　　　愈肾方大剂量组　　愈肾方小剂量组

**附图2　各组ADR肾病模型大鼠肾皮质电镜观察（×10000）**

## （五）各组大鼠肾组织免疫组化法观察ET-1表述

附图3示，大鼠肾组织中，ET-1主要分布于肾小球系膜、毛细血管壁、肾小球上皮细胞中。与空白组比较，模型组大鼠肾组织ET-1染色强度升高，激素组与模型组无显著差异，愈肾方大、小剂量组中ET-1染色强度降低。

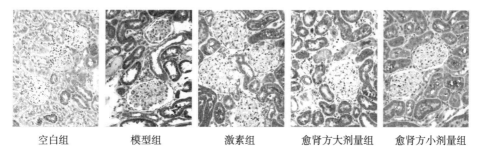

空白组　　　　模型组　　　　激素组　　　愈肾方大剂量组　　愈肾方小剂量组

**附图3　各组ADR肾病模型大鼠肾组织免疫组化法观察（×400）**

## 三、讨论

肾病综合征可归为中医学"水肿"范畴。《素问·汤液醪醴论》中提出治疗水肿三大法，其中之一"去菀陈莝"既含"攻逐郁积水湿"之义，又寓"祛除瘀血积聚"之法，旨在给邪以出路，从而消除水肿。本课题组以"去菀陈莝"理念为指导，依据临床经验，自拟愈肾方在临床治疗肾病综合征蛋白尿。方中黄芪补气为君；山茱萸固肾为臣；蒲公英长于清热解毒、疏郁散结，白花蛇舌草善于清热利湿、解毒消痈，更用赤芍、牡丹皮相配，增加凉血活血之力，使血热得清而不妄行、血流顺畅而不留瘀，上四药为佐；使以荆芥炭入血分，宣血中之风，防风入气分，治风中之痹。全方共奏益气固肾、清热解毒、凉血散风的功效。

ADR肾病动物模型由Bertani在1982年创建，是目前公认的能较好模拟人类慢性肾病的动物模型，在肾病研究领域已广泛应用。ADR可在肾脏内诱发肾小球上皮细胞脂质过氧化反应，破坏滤过膜的结构和功能，最终到最后膜滤过屏障的选择性变化而引起蛋白尿，而ADR的肾毒性作用及大量蛋白尿的刺激，进一步诱发肾小球内固有细胞及其他炎性细胞产生，并释放各种细胞因子和炎性介质，刺激肾小球系膜细胞增殖和系膜基质增多，最终缓慢发展形成肾小球硬化。本实验结果证实，ADR分两次（间隔7天）予大鼠尾静脉注射，剂量分别是4.5 mg/kg、3.0 mg/kg，饲养3周，模型组及各给药组大鼠均出现不同程度水肿、大量蛋白尿、高脂血症，符合肾病综合征模型组特征。愈肾方大、小剂量组可改善ADR肾病大鼠模型尿量减少状况，并可减少24 h尿蛋白。形态学观察提示，和模型组比较，愈肾方大、小剂量组均可修复ADR造成的大鼠肾损伤，变薄的肾皮质有所增厚，视野下有效肾单位增加、肾小球塌陷状况明显好转，肾小管水肿减轻；电镜下，可见受损的足突损伤得到缓解，裂孔隔膜屏障结构逐渐恢复。免疫组织化学法检测证实，ADR造成大鼠肾损伤后，模型组ET-1的表达增强，肾小球系膜、毛细血管壁、肾小管上皮细胞中ET-1阳性染色程度均有所增加，尤以肾小球上皮细胞及系膜区明显；愈肾方的干预可减少ET-1的分泌，具有一定的拮抗作用，提示愈肾方确能降低ADR肾病大鼠肾组织 ET-1 水平，且不排除肾小管上皮细胞及系膜区是其作用的主要部位。但给药 3 周，尚不能纠正肾功能损伤及肾损伤造成的高脂血症，大鼠的营养状况（TP 降低）也尚未得到明显改善。

综上所述，愈肾方可显著降低 ADR 肾病模型大鼠蛋白尿，通过改善肾小球结构、恢复足细胞及裂孔隔膜形态，达到了治疗蛋白尿的作用，其机制可能与减少 ET-1 分泌有关。

# 益肾健脾法为主治疗难治性肾病综合征 32 例

近 10 年来，笔者采用益肾健脾法为主治疗难治性肾病综合征患者 32 例，取得了满意效果，现总结如下。

## 一、资料与方法

### （一）病例选择标准

全部病例均符合中华医学会肾病专业委员在 1992 年肾病专题座谈会上所制定的肾病综合征诊断标准：①大量蛋白尿（＞3.5 g/24 h）；②低蛋白血症（血浆白蛋白＜30 g/L）；③明显水肿；④高脂血症。前 2 项为必备条件，并除外感染、药物过敏、肿瘤、代谢性疾病、系统性疾病、遗传性疾病等继发性肾病综合征，且经过激素及细胞毒类药物治疗无效，或激素及细胞毒类药物依赖。

### （二）一般资料

32 例患者均来自我院门诊，男性 13 例，女性 19 例；年龄 15 ~ 53 岁，平均 27 岁；病程最短 3 个月，最长 15 年。初次激素及细胞毒类药物治疗无效者 3 例，激素及细胞毒类药物依赖者 12 例，复发后激素及细胞毒类药物治疗无效者 17 例。临床表现为水肿、大量蛋白尿、低蛋白血症、高脂血症，并有 15 例患者的血尿素氮、血肌酐轻度增高。

### （三）治疗方法

32 例患者均用自拟方"益肾健脾饮"为主，并辨证随症加味。

基本方：黄芪 30 g，白术 15 g，茯苓 15 g，熟地黄 30 g，山药 15 g，山茱萸 15 g，菟丝子 15 g，枸杞子 15 g，生牡蛎 30 g，甘草 6 g。

加减：阳虚酌加附子、肉桂、巴戟天等；阴虚酌加生地黄、龟甲、女贞子等；湿热酌加黄芩、黄柏、金钱草等；血瘀酌加水蛭、川芎、益母草等；纳差恶心、脘腹胀满者酌加半夏、竹茹、厚朴、大腹皮、鸡内金、焦三仙等；便秘，血尿素氮、血肌酐增高者用生白术，酌加肉苁蓉、生大黄、决明子等；水肿明显，大便溏泄者用炒白术，酌加猪苓、瞿麦、车前子等；血尿者酌加仙鹤草、大蓟、小蓟等；血压高者酌加夏枯草、钩藤、石决明、怀牛膝等；合并呼吸或泌尿系感染者酌加麻黄、连翘、赤小豆、蒲公英、黄柏、白花蛇舌草等。

上药水煎分 2 次服，每日 1 剂，4 周为 1 个疗程。治疗期间避风寒、慎起居、调情志、忌劳累，予低盐优质蛋白饮食。

### （四）观察指标

以治疗 3 ~ 6 个疗程为期，做治疗前后症状、体征、24 h 尿蛋白定量、血清白蛋白、胆固醇、甘油三酯、血肌酐、血尿素氮的比较，判断疗效。

### （五）疗效评定标准

参照中华医学会肾病专业委员会在 1992 年肾病专题座谈会上制定的肾病综合征疗效标准。①治愈：水肿消失，尿常规正常，血浆白蛋白及血脂恢复到正常范围，肾功能正常，停药后半年无复发。②好转：肾病综合征的临床表现完全消除，血浆白蛋白超过 35 g/L，尿蛋白少于 0.3 g/24 h，肾功能正常者为完全缓解；肾病综合征的临床表现完全消失，尿蛋白 0.31 ~ 2.0 g/24 h，肾功能正常者为部分缓解。③无效：水肿等症状与体征无明显好转，24 h 尿蛋白定量大于 2.0 g，肾功能无好转。

## 二、治疗结果

32 例患者经过 3 ~ 6 个疗程的治疗及 1 ~ 2 年的随访，结果治愈 4 例（12.5%），完全缓解 11 例（34.4%），部分缓解 13 例（40.1%），无效 4 例（12.5%），总有效率87.5%。临床症状、体征改善情况见表1。

**表1  32例患者治疗前后主要症状、体征变化（例）**

| 症状体征 | 治疗前 | 治疗后 | | | 有效率（%） |
|---|---|---|---|---|---|
| | | 消失 | 减轻 | 无变化 | |
| 水肿 | 32 | 28 | 4 | 0 | 100 |
| 腰腿酸痛 | 32 | 21 | 9 | 2 | 93.8 |
| 气短乏力 | 32 | 17 | 11 | 4 | 87.5 |
| 尿有泡沫 | 32 | 23 | 7 | 2 | 93.8 |

24 h 尿蛋白定量、血肌酐、胆固醇、甘油三酯、尿素氮、血浆白蛋白定量改善情况见表2。

**表2  治疗前后24 h尿蛋白、血浆白蛋白、尿素氮、血肌酐、胆固醇、甘油三酯变化**

| | 尿蛋白（g/24 h） | 血浆白蛋白（g/L） | 尿素氮（mmol/L） | 血肌酐（μmol/L） | 胆固醇（nmol/L） | 甘油三酯（mmol/L） |
|---|---|---|---|---|---|---|
| 治疗前 | $6.95 \pm 4.03$ | $17.49 \pm 7.60$ | $11.33 \pm 2.29$ | $152.47 \pm 49.57$ | $8.19 \pm 1.41$ | $3.98 \pm 0.30$ |
| 治疗后 | $2.07 \pm 1.76^{**}$ | $32.66 \pm 6.49^{**}$ | $6.11 \pm 1.91^{*}$ | $90.09 \pm 27.54^{**}$ | $5.29 \pm 0.49^{**}$ | $1.54 \pm 0.19^{**}$ |

注：与治疗前比较，$^{*}P < 0.05$，$^{**}P < 0.01$。

## 三、讨论

肾病综合征以高度水肿、大量蛋白尿、低蛋白血症、高脂血症为主要临床表现。西医主要采用肾上腺皮质激素及细胞毒类药物治疗，但因其病理性因素（如膜性肾病、局灶性节段性肾小球硬化）、并发症因素（如感染、营养不良、高凝血状态）、医源性因素（如激素、细胞毒类药物应用不当）等，有部分病例对激素及细胞毒类药物治疗无效或依赖，可以是初治效果不显或复发后再治效果不佳的病例。当肾病综合征患者接受足够诱导剂量的激素及细胞毒类药物治疗 8 周以后，水肿及尿蛋白不能消退者，常常被确定为难治性肾病综合征。

本病属中医学"肾水""虚劳"范畴。脾肾两虚，不能运水化湿，水湿内停，泛溢肌肤而水肿；脾虚下陷，肾虚不固，统摄无权，失去了藏精、泄浊、排尿的本能，当藏不藏，当泄不泄，精华不藏而随尿排出，形成蛋白尿；大量蛋白质从尿中丢失，形成低蛋白血症；水浊不泄而滞留，形成高脂血症。可见，脾肾两虚致脾失运化统摄、肾失气化封藏之能是难治性肾病综合征的基本病机；益肾健脾而固精利水、藏精化浊是中医药治疗难治性肾病综合征的治本之法。

现代药理研究证明：益肾健脾类中药对细胞免疫和体液免疫有保护作用，有免疫增强和双向调节、提高人体免疫功能的作用；可增强肾上腺皮质功能，修复肾小球基底膜，改善功能，减少尿蛋白排出，增加蛋白合成率，降低蛋白分解率，提高血浆蛋白水平；有抗凝降脂、调节微循环、改善肾脏血流量的作用；有抑菌杀毒及抗感染的作用。

笔者治疗难治性肾病综合征以益肾健脾法贯穿始终，并辨证加味，疗效明显，结合现代医学对难治性肾病综合征及益肾健脾中药的研究，说明益肾健脾法治疗难治性肾病综合征有其充分的临床与理论依据。

# 糖尿病患者如何选用中药治疗

目前，整个社会似乎都有一种错觉，盼望医药界能研制出一种药，就可以治疗所有糖尿病患者。其实，这是一种奢望，一种不切合实际的幻想。因为，任何一种单一的治疗方法，都不可能适应所有的疾病，更不能适应每个疾病的所有时期；同时，任何一种疾病及疾病的任何一个时期，也不可能只有一种治疗办法可以应用。要根据每个患者的具体情况综合分析，选择适合每个患者的最佳治疗方案。这就是中医采用个体化治疗，强调"因人因时""辨证论治"的治病方法。

糖尿病，是一种病理机制十分复杂的疾病，有阴虚阳虚、气虚血虚、气滞血瘀、湿困痰阻、津亏燥热等方面的不同。尽管某些患者的临床表现有相似的地方，但病理机制却有着很大的差异，尤其再有并发症的产生，情况就更加复杂，对待方法更是千差万别，不可能用一个一成不变的药，治疗所有的糖尿病患者，也不可能用一个一成不变的药，治疗一个糖尿病患者的所有时期。如"六味地黄丸"，并不适合所有的糖尿病患者，同时，也不适合一个糖尿病患者的所有时期，如用之不当，反而会加重病情。

中医临床医生，在用中药治疗糖尿病时，采用的是中医的思维方式，针对每一个患者的具体情况进行综合分析，把握患者千变万化的病机，正确选择有效的治疗方药（如温肾助阳、运脾化湿、益气活血、滋阴清热等），控制调整好糖尿病患者的血糖、血脂、血压、体重，预防或延缓糖尿病并发症的发生与发展，从而提高糖尿病患者的生存质量。

因此，糖尿病患者在选用中药治疗时，要经常不断地寻求中医大夫，根据自己疾病的不同时期，给予用药上的指导。切不可擅自选用一种药物，不管适合不适合自己的病情，而一直长期用下去，更不能听说别的糖尿病患者用某药效果好，自己就长期服用某药。

# 中医如何治疗糖尿病

很多糖尿病患者都在问：中医怎样治疗糖尿病？中医能不能不用西药就把糖尿病治好？糖尿病患者，经中医治疗后，是否就可以永远不用西药了，并且可以不再控制饮食了？

糖尿病是"富贵病"。随着社会经济的不断发展，人们的生活水平在迅猛的提高，高营养物质在不断地充塞着人们的肠胃；同时，人们的劳动强度、体力活动，又在不断地下降；再加上脑力劳动、竞争机制、攀比思想的不断增加，人们的代谢调节能力也在不断地下降，以至于"肥甘厚味"等各种丰富的营养物质，不能被人体所代谢，而堆积于体内。于是，由高血糖、高血脂、高尿酸、肥胖症等引发的一系列"富贵病"，如糖尿病、冠心病、高血压、脑中风、肿瘤、肝病等，在逐年增多，影响着人们的生存质量。大吃大喝、比吃比喝、想吃什么就吃什么、想吃多少就吃多少的观念，早已经不适合物质丰富、营养过剩的现代人。因此，控制饮食、合理膳食的生活方式，可以减少患病的危险，是每个人都应终生遵从的健康的生活方式。尤其糖尿病患者，更是要终生遵从这种健康的生活方式。

糖尿病的治疗，不论是西医，还是中医，治疗的目的，都是要把糖尿病患者的血糖、血脂、血压、体重控制在正常或接近正常的范围，预防或延缓糖尿病并发症的发生与发展，提高糖尿病患者的生存质量。所以，在糖尿病治疗的方法上，中医、西医有很多共同之处，如饮食治疗、运动治疗、心理调整等方面都是相同的，只是中西医在治疗用药上各有所长。西药成分单一，在降低血糖方面，作用准确，起效快，但因其对肝肾损害等不良反应，糖尿病患者对长期服用西药控制血糖常感忧虑。中药成分复杂，在降低血糖方面有其不稳定性，但在增强糖尿病患者调节血糖的能力、预防治疗糖尿病并发症的发生与发展、降低西药对肝肾的不良反应等方面，有着明显的优势。既然是各有所长，又各有所短，就要优势互补，取长补短，共同做好糖尿病的防治工作。因此，中医大夫在治疗糖尿病时、糖尿病患者在寻求中医大夫治疗时，均不能不分轻重缓急，一味地拒绝应用西药。要根据糖尿病患者的发病程度及不同时期，采取基础调养（饮食、运动、心理），或加药物（中药、西药）治疗，纠正糖代谢、脂代谢紊乱，把血糖、血脂、血压、体重控制在合理的范围之内，从而预防或延缓糖尿病并发症的发生与发展，提高糖尿病患者的生存质量。

# "糖尿病"与"消渴病"

"糖尿病"就是"消渴病",或说"消渴病"就是"糖尿病",已经成为现在诊治"糖尿病"或"消渴病"的时弊。《中医内科指南》要求中医临床医师在诊治糖尿病时,只能做中医消渴病的诊断,治疗上,要按中医消渴病论治,这使很多中医临床医师,在诊治"糖尿病"或"消渴病"时,左右为难。因为,在临床上,很多糖尿病患者没有中医消渴病的临床特征,而一些消渴病又不具备糖尿病的诊断条件。

"糖尿病",不等同于"消渴病";"消渴病",也不等同于"糖尿病"。一个糖尿病患者,可出现消渴期和非消渴期,所以,中医临床医师在诊治糖尿病患者时,要根据患者的当下情况,具体问题具体分析,不能一味地做"消渴病"的教条诊断。

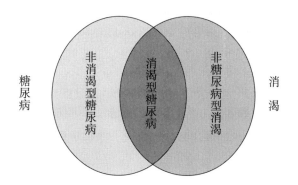

糖尿病,中医诊断应分为消渴型糖尿病和非消渴型糖尿病。消渴型糖尿病,按中医"消渴病"论治;非消渴型糖尿病,应按中医"虚劳杂病"论治。

# "消渴型糖尿病"从"寒消"论治

近代，有关中医治疗糖尿病的论述很多，皆从消渴论治，多数医家偏执于阴虚液涸、火热炽盛之说，使滋阴清热之法成为治疗糖尿病的唯一正治之法。笔者认为：糖尿病，有"消渴型"与"非消渴型"之分；消渴，有"寒消"与"热消"之别。非消渴型糖尿病，应按虚劳杂病论治；消渴型糖尿病，应从寒消论治。寒消病机：阳虚为本，位在脾肾；阴虚燥热为标，位在肺胃。温脾肾、助双化（脾之运化、肾之气化），为正治之法；滋阴清热润肺胃，为兼治之法。

"寒消"的论述，可追溯到《内经》"肺消"证。《素问·气厥论》云"心移寒于肺，肺消。肺消者，饮一溲二"，提出了肺消是因寒而致，其主症为饮多尿亦多。《金匮要略·消渴小便不利淋病脉证并治》云"男子消渴，小便反多，以饮一斗，小便一斗，肾气丸主之"，阐明了饮多尿亦多的治法在于温肾化气。可见肺消，即"寒消"也。寒消的发病机制，前贤更有精辟论述。《景岳全书》曰："有阳不化气，则水精不布。水不得火，则有降无升，所以直入膀胱，而饮一溲二，以致泉源不滋，天壤枯涸者，是真阳不足，火亏于下之消证也。"清代何梦瑶《医碥》曰："其人命门火衰，不能蒸动肾水与脾胃中谷气，以上达于肺。故上焦失润而渴。其所饮之水，未经火化，直下膀胱，故饮一溲一。"可见寒消的发病特点是饮多尿亦多，这与热消口渴多饮尿少甚至无尿迥然不同。

消渴型糖尿病患者的症状特点：饮多，尿亦多。临床上单纯的上消型糖尿病是不存在的，单纯的中消或下消型糖尿病也是很难看到的，而三消并见型糖尿病最为多见，常常是随饮随尿，随尿随饮，渴不止，且多食，但不能解其饥、肥其体。可见，消渴型糖尿病患者，尽管有大量的饮食进入人体，但不能被人体所利用，究其原因，责之于寒，位在脾肾。

脾主运化，胃主受纳。水谷入胃，得脾气之转输而充实四肢，滋养肌肉。

消渴型糖尿病患者，能食多饮，是胃不弱；食而不解饥，饮而不解渴，是脾寒失运不能转输之故也，即"脾病不能为胃行其津液，四肢不得禀水谷气，气日以衰，筋骨肌肉皆无气以生"。

肾主气化，蒸化水液，固摄膀胱。肾阳不足，不能蒸水化气，气不化津，津不上达，则口渴不止。气化失司，膀胱失摄，则尿多。水谷的消化吸收，虽在脾胃，却有赖于肾的温煦，釜底无火，则虽能受纳，而不能腐熟转运。况肾为胃之关，关门不利，谷气下泄，胃中空虚，则饥而欲食，随食随泄，随泄随饥，而成消谷善饥之证。可见，肾气虚弱，命门火衰，则上不能蒸化水谷以濡润于身，下不能固摄精微水液以职司开阖，造成水谷之气不能由脾达肺而直趋下源，下源不固，精微水液随小便而出，终成寒消。

综上所述，消渴型糖尿病属寒消，阳虚为本，位在脾肾，是其病机根本。温脾肾、助双化，为治本之法。虽然在疾病的发展过程中，由于阴液的大量丢失，加之化源不足，必然造成阴亏肺胃燥热的状态，但它毕竟是疾病发展的结果，而非本质。故此，滋阴清热润肺胃，仅为兼治之法。

笔者自拟"双化汤"温脾肾、助双化。药用黄芪 30 g，干姜 10 g，附子 10 g，苍术 10 g，厚朴 6 g，熟地黄 15 g，山茱萸 15 g，山药 15 g，白芍 15 g，葛根 15 g，升麻 6 g。方中黄芪、干姜、附子益气助阳，化气生津；苍术、厚朴健脾助运，转输津液；熟地黄、山茱萸、山药益肾填精，固摄下元；白芍敛阴和阳；葛根、升麻鼓舞胃气，升发清阳之气，以助布化津液。若口干、渴甚等肺胃燥热之症明显者，可酌加生地黄、沙参、石斛、玉竹、知母、天花粉等；若兼有高血压、冠心病，可酌加夏枯草、丹参、郁金、水蛭等；白内障视物不清者加谷精草等；便秘者加大黄；腹胀便溏或双下肢浮肿者，酌加白术、茯苓、泽泻、大腹皮等。笔者自 1989 年以来用此方治疗糖尿病获得满意疗效。

【典型病例】 患者，女，41 岁，农民，1989 年 7 月 16 日初诊。

患者素体丰满，精力充沛，近半年来易饥，食量渐增，身体渐瘦，疲乏无力，口干多饮，饮水量逐日增多，常半夜干渴致醒，饮后方能入睡，尿量极多，伴耳、鼻、眼干痒灼热，大便先干后软，舌红，苔薄少津，脉浮数略显无力。

查尿糖（++++），空腹血糖 16.63 mmol/L。

辨证：脾肾阳虚，双化失司，兼肺胃阴亏燥热。

治法：温脾肾、助双化，兼清润肺胃。

方药：双化汤加天花粉 15 g，五味子 10 g，沙参 15 g。

每日 1 剂，嘱注意饮食起居。

二诊：服药 5 剂，渴饮大减，食量、小便渐少，效不更方，继用 7 剂。

三诊：口、鼻、眼、耳已不干热，饮食二便正常。查尿糖（-），空腹血糖 6.55 mmol/L。前方研末水泛为丸，每日服 3 次，每次 6 g，继服善后。随访 5 年，未见复发。

# 运用温肾健脾法治疗 2 型糖尿病 102 例疗效观察

## 一、一般资料

102 例患者均为门诊病人，其中男性 48 例，女性 54 例；年龄最大 74 岁，最小 29 岁；病程最长 20 年，最短 3 个月。实验室检查空腹血糖值为 7.8 ~ 11.9 mmol/L 者 59 例，12.0 ~ 15.9 mmol/L 者 37 例，大于 16.0 mmol/L 者 6 例。102 例患者均有不同程度的多饮、多食、多尿、形体消瘦、腰酸肢冷、少气乏力、大便溏软或先干后溏等症状。主要并发症有高血压 47 例，冠心病 39 例，脑血管病 14 例，眼底动脉硬化 17 例，末梢神经炎 21 例。诊断标准按 1980 年国际卫生组织糖尿病专家委员会制订的糖尿病诊断标准，102 例患者均符合 2 型糖尿病的诊断标准。

## 二、治疗方法

用自拟"双化汤"治疗，处方如下：

黄芪 30 g　　干姜 10 g　　附子 10 g　　白术 10 g

厚朴 6 g　　白芍 15 g　　熟地黄 30 g　　山茱萸 15 g

葛根 15 g　　升麻 6 g

兼血瘀者酌加丹参、川芎、红花、地龙、水蛭等。每日 1 剂，水煎分 2 次服，1 个月为 1 个疗程。治疗期间逐渐停服其他降糖药，并嘱患者合理调配饮食起居，参加适宜的体力活动，稳定情绪，树立战胜疾病的信心。

## 三、疗效观察

### （一）疗效标准

按中国中医药学会内科学会消渴病（糖尿病）专业委员会中医疗效评定标准，具体如下：

临床缓解：空腹血糖＜ 6.1 mmol/L，尿糖（-），临床症状消失，随访半年以上无复发。

显效：空腹血糖＜ 7.22 mmol/L，尿糖（±），临床症状基本消失，但不稳定，停药后有反复。

有效：空腹血糖＜ 8.3 mmol/L，尿糖及临床症状有所改善。

无效：血糖、尿糖、临床症状治疗前后无改善或加重。

### （二）治疗结果

临床缓解 23 例，占 22.55%；显效 41 例，占 40.20%；有效 27 例，占 26.47%；无效 11 例，占 10.78%；总有效率 89.22%。

## 四、典型病例

王某，女，60 岁，1990 年 6 月 19 日初诊。

患者患有糖尿病 3 年，常服苯乙双胍、消渴丸治疗，但病情反复不定，空腹血糖波动在 8.4 ～ 15.5 mmol/L 之间，尿糖在（++ ～ ++++）之间，易饥多饮，但饮食后饥渴不解，反胃胀腹满，夜尿频多，气短乏力，腰酸肢冷，四末麻木刺痛，遇冷加重，双下肢轻度浮肿，大便先干后溏，舌质暗，苔白，脉沉缓。查尿糖（++++），尿蛋白（+），尿酮体（-），空腹血糖 15.3 mmol/L，心电图检查示心肌劳损，血压 19.2/12.0 kPa（144/90 mmHg）。

诊断：2 型糖尿病。

辨证：脾肾阳虚，气化运化失司，兼瘀血闭阻。

治法：温肾健脾助双化，兼活血化瘀。

处方：双化汤加丹参 15 g，川芎 10 g，地龙 10 g，泽兰 10 g。每日 1 剂，水煎服。

连服 2 个月，症状消失，查尿糖（-），尿蛋白（-），空腹血糖 5.9 mmol/L。前方研末水泛为丸，口服，每次 6 g，每日 2 次，继服 3 个月善后。随访 3 年未见复发。

## 五、讨论

糖尿病患者尽管有大量的饮食进入人体，但不能被人体所利用，究其原因，责之于寒，位在脾肾。患者能食多饮说明胃不弱，食而不解饥，饮而不解渴，是脾寒失运，不能转输之故也。水谷的消化吸收，虽在于脾胃，却有赖于肾阳的温煦，釜底无火，则虽能受纳而不能腐熟转运。况肾为胃之关，关门不利，谷气下泄，胃中空虚，则饥而欲食，随食随泄，随泄随饥。可见肾阳不足，命门火衰，则上不能蒸化水谷以濡润于身，下不能固摄精微水液以职司开阖，造成水谷之气不能由脾达肺，而直趋下元，下元不固，精微水液随小便泄出，终成寒消。故此，温肾助阳以化气生津，健脾助运以转输津液，为糖尿病治本之法，当贯彻始终。

# 运脾除湿法为主干预痰湿型糖耐量减低 30 例疗效观察

我国新近资料显示 20 岁以上的上海居民糖耐量减低（impaired glucose tolerance，IGT）与糖尿病患病率分别为 10% 和 9%。IGT 人群是最重要的 2 型糖尿病危险人群，即使患者停留在 IGT 阶段仍然对身体具有危害性，干预 IGT 人群具有重要意义。IGT 阶段是预防 2 型糖尿病的重要时机，干预 IGT 是预防 2 型糖尿病的重要手段，并已经成为临床研究的热点。

为观察中药干预糖耐量减低的疗效和作用机制，我们开展了如下研究，并取得了一定成绩，现总结如下：

## 一、临床资料

### （一）一般资料

患者为 2007 年 4 月—2009 年 10 月首都医科大学附属北京中医医院就诊的门诊患者，均符合糖耐量减低的诊断标准。运用随机数字表，按就诊顺序，将患者分为中药组、阿卡波糖组、对照组。中药组 30 例，男性 17 例，女性 13 例，平均年龄（59.00±6.46）岁。阿卡波糖组 30 例，男性 16 例，女性 14 例，平均年龄（57.00±4.53）岁。对照组 30 例，男性 15 例，女性 15 例，平均年龄（55.00±4.53）岁。两组患者性别、年龄、空腹血糖（FBG）、餐后 2 h 血糖（2 h PBG）、血压、体重指数（BMI）、血脂［总胆固醇（TC）、甘油三酯（TG）、高密度脂蛋白（HDL）、低密度脂蛋白（LDL）］无显著性差异（$P > 0.05$）。

### （二）诊断标准

#### 1. IGT 诊断标准

依据 1999 年 WHO 制定的 IGT 诊断标准。口服 75 g 葡萄糖耐量试验，服糖 2 h 血糖 ≥ 7.8 mmol/L 且 < 11.1 mmol/L，并且空腹血糖 ≥ 6.1 mmol/L 且 < 7.0 mmol/L。

**2. 痰湿证诊断标准**

据 2002 年版《中药新药临床研究指导原则（试行）》判断：①胸脘痞满；②纳呆呕恶；③全身困倦；④头胀肢沉；⑤形体肥胖；⑥舌淡，苔厚腻，舌体胖大，脉弦滑。其中⑤和⑥项为必备诊断条件。

**3. 纳入标准**

（1）符合 1999 年 WHO 制定的 IGT 诊断标准。

（2）符合中医痰湿证的诊断标准。

（3）年龄在 35 ~ 70 岁之间。

（4）体重指数 20 ~ 35 $kg/m^2$。

**4. 排除标准**

（1）近 1 个月内发生过心血管事件者。

（2）近 3 个月内以各种途径使用过糖皮质激素、β 受体阻滞剂、噻嗪类利尿剂、盐酸类药物者。

（3）血清肌酐、尿素氮超过正常值 2 倍以上者。

（4）血清谷草转氨酶、血清谷丙转氨酶超过正常值 2 倍以上者。

（5）中度以上高血压患者，或伴有内分泌疾病尚未纠正者。

**5. 剔除标准**

未按规定接受治疗，无法判断疗效或资料不全等影响疗效和安全性判断者。

## 二、治疗方法

### （一）基础治疗

（1）所有受试者均接受一般 IGT 知识宣教后，不再接受强化饮食和运动教育。

（2）合并高血压者，选择 ACEI 类，或钙离子拮抗剂，按照《WHO/ISH 高血压防治指南》采用阶梯或联合治疗方案。

（3）合并高脂血症者，根据血脂水平、程度、类型，采用《中国血脂异常防治建议》中的治疗方案。

## （二）试验用药

### 1. 中药组

给予中药汤药口服，每日 2 次，每周 5 天，中药由北京中医医院中药房代煎。

基本方：

苍术 10 g　　厚朴 10 g　　薏苡仁 30 g　　僵蚕 15 g　　荷叶 15 g

加减：见寒象者，加干姜 6～15 g，肉桂 6 g；见热象者，加黄连 6～10 g，黄芩 10 g；见瘀象者，加桃仁 10 g，丹参 10～30 g；见虚象者，加黄芪 15～30 g，白术 15 g。

### 2. 阿卡波糖组

给予阿卡波糖片（拜糖平）50 mg，与第一口食物同嚼服，每日 3 次。

### 3. 对照组

不给予针对糖调节受损的任何中西药物。

## （三）疗程

中药组、阿卡波糖组患者接受为期 6 个月的治疗。对照组患者完成 6 个月观察后，根据患者意愿采取相关针对糖调节受损的治疗方案。

# 三、观察指标

## （一）疗效指标

（1）口服 75 g 葡萄糖耐量试验。

（2）空腹血糖、餐后 2 h 血糖，采用葡萄糖氧化酶法。

（3）糖化血红蛋白（$HbA_1c$）测定，采用高压液相法。

（4）血脂（TC、TG、HDL、LDL），采用全自动生化法。

（5）空腹血清胰岛素（FINS）测定，采用全自动化学发光法。

（6）胰岛素抵抗指数（IR），按照 HOMA Model 公式计算胰岛素抵抗指数（HOMA–IR=FPG×FINS/22.5）。

（7）体重指数。

（8）临床证候变化，采用计分法记录 IGT 临床症状。

（二）安全性指标

血常规、肝功能、肾功能、心电图。

以上指标，OGTT、血清胰岛素、血脂及安全性指标分别于治疗前、治疗后检测 1 次，其余指标每 3 个月检测 1 次。

（三）终点目标

患者完成试验后均复查 OGTT，服糖后 2 h 血糖 ≥ 11.1 mmol/L 者，需再次测定。若 2 次 OGTT 试验服糖后 2 h 血糖均 ≥ 11.1 mmol/L 者，确诊为糖尿病，受试者达到终点目标。

## 四、统计方法

计数资料用 $x^2$ 检验，计量资料用 $t$ 检验，等级资料用 Ridit 分析或秩和检验，统计分析采用 SAS 6.02 统计分析软件。

## 五、治疗结果

（一）一般情况

3 组患者在试验过程中，90 例共失访 11 例。其中，中药组 4 例（2 例出国，2 例搬迁外地），阿卡波糖组 4 例（1 例搬迁，3 例因胃肠胀气等不良反应退出），对照组 3 例（1 例出国，1 例搬迁外地，1 例无特殊原因自动退出）。

（二）各组体重指数、血压、血脂比较

3 组患者治疗前后体重指数、血压水平、血脂水平无显著性差异（$P > 0.05$）。中药组、阿卡波糖组随访 3 个月结束后，与初访时比较，无显著性差异（$P > 0.05$）。

（三）各组糖耐量异常转归情况

如表 3 所示，组间比较，中药组和阿卡波糖组 IGT 患者恢复正常率明显高于对照组（$P < 0.05$），提示中药和阿卡波糖对 IGT 都有明显的干预作用。

表3　各组糖耐量异常转归情况

| 组别 | 例数 | 正常（例） | IGT（例） | DM（例） | 半年发病率 |
|---|---|---|---|---|---|
| 中药组 | 26 | 17（65.38%） | 8（30.77%） | 1（3.85%） | 3.85% |
| 阿卡波糖组 | 26 | 18（69.23%） | 7（26.92%） | 1（3.85%） | 3.85% |
| 对照组 | 27 | 7（25.93%） | 18（66.67%） | 2（7.41%） | 7.41% |

## （四）各组血糖及糖化血红蛋白比较

如表4所示，观察6个月后，中药组和阿卡波糖组 FBG、2 h PBG 和 $HbA_1c$ 均较初访时明显下降（$P < 0.05$），且与对照组比较有显著性差异（$P < 0.05$），对照组 FBG、2 h PBG 和 $HbA_1c$ 均较初访时明显上升（$P < 0.05$）。中药组和阿卡波糖组组间比较无显著性差异（$P > 0.05$）。提示中药与阿卡波糖均有明显的降血糖作用。

表4　各组血糖及糖化血红蛋白比较

| 组别 | FBG（mmol/L） | | 2 h PBG（mmol/L） | | $HbA_1c$（%） | |
|---|---|---|---|---|---|---|
| | 治疗前 | 治疗后 | 治疗前 | 治疗后 | 治疗前 | 治疗后 |
| 中药组（$n=26$） | 6.05 ± 0.07 | 5.56 ± 0.04[*△] | 9.25 ± 0.11 | 7.88 ± 0.16[*△] | 5.48 ± 0.09 | 4.63 ± 0.05[*△] |
| 阿卡波糖组（$n=26$） | 6.04 ± 0.08 | 5.48 ± 0.05[*△] | 9.20 ± 0.13 | 7.79 ± 0.17[*△] | 5.53 ± 0.07 | 4.73 ± 0.05[*△] |
| 对照组（$n=27$） | 6.04 ± 0.05 | 6.92 ± 0.18[*] | 9.13 ± 0.11 | 9.98 ± 0.25[*] | 5.47 ± 0.07 | 6.64 ± 0.08[*] |

注：治疗前后比较[*]$P < 0.05$；与对照组比较[△]$P < 0.05$。

## （五）各组患者胰岛素抵抗指数比较

如表5所示，观察6个月后，中药组 IR 较初访时明显下降（$P < 0.05$），阿卡波糖组 IR 较初访时无明显变化（$P > 0.05$），对照组 IR 较初访时明显上升（$P < 0.05$）。提示中药组改善胰岛素抵抗的作用优于阿卡波糖组与对照组。

表5　各组患者胰岛素抵抗指数比较

| 组别 | 例数 | 治疗前 | 治疗后 |
|------|------|--------|--------|
| 中药组 | 26 | 3.13 ± 0.02 | 2.52 ± 0.01* |
| 阿卡波糖组 | 26 | 2.99 ± 0.02 | 2.89 ± 0.03 |
| 对照组 | 27 | 3.07 ± 0.04 | 3.74 ± 0.02* |

注：治疗前后比较*$P < 0.05$。

## （六）各组临床症状积分比较

如表6所示，观察6个月后，中药组临床症状积分较初访时明显下降（$P < 0.05$），且与对照组比较有显著性差异（$P < 0.05$），阿卡波糖组临床症状积分较初访时变化不明显（$P > 0.05$），对照组临床症状积分较初访时明显上升（$P < 0.05$）。提示中药组具有较好的改善临床症状的作用，且优于阿卡波糖组和对照组。

表6　各组临床症状积分比较

| 组别 | 例数 | 治疗前 | 治疗后 |
|------|------|--------|--------|
| 中药组 | 26 | 8.24 ± 0.25 | 4.21 ± 0.18*△ |
| 阿卡波糖组 | 26 | 8.35 ± 0.30 | 7.72 ± 0.34 |
| 对照组 | 27 | 8.77 ± 0.31 | 12.02 ± 0.35* |

注：治疗前后比较*$P < 0.05$；与对照组比较△$P < 0.05$。

## （七）安全性评价

3组患者治疗前后血常规、肝功能、肾功能均在正常范围，治疗前后无显著性差异。治疗过程中，阿卡波糖组有11例患者出现不同程度的腹胀、排气等胃肠道不良反应，中药组未见任何不良反应。

# 六、讨论

大量研究证实，IGT 是糖尿病的前期阶段，IGT 人群是最重要的糖尿病危险人群。几乎所有 2 型糖尿病都要经过 IGT 阶段，且 IGT 是大血管病变和微血管病变的独立高危因素。国内学者研究表明，每年约有 7% ~ 21% 的 IGT 会转化为糖尿病。干预 IGT 将是预防 2 型糖尿病的重要环节。

临床研究表明，强化生活方式能使患糖尿病的危险减少 30% ~ 50%，但是改变一个人几十年习惯的生活方式并非易事，在紧张、快速的社会节奏下长期坚持更为困难。

临床所见，IGT 患者多伴有高血压、高血脂、肥胖及动脉硬化，约 1/3 以上患者伴有大血管病变。IGT 患者表现为身重困倦，形体肥胖，舌质暗红，或有瘀点，舌苔厚腻，脉滑等痰湿内困的证候。针对 IGT 患者痰湿内困的中医病机，我们制定运脾除湿的治则，选用中药汤药进行干预。

方中苍术、厚朴辛苦性温，入脾经，可运脾除湿，行气散满；薏苡仁甘淡微寒，入脾经，可健脾渗湿除痹；僵蚕辛咸性平，入肝、脾、肺经，可化痰散结，行瘀解痉；荷叶味苦性平，入肝、脾经，升清阳，通血脉，促脾运。诸药相合，醒脾助运，除湿化痰，散结逐瘀。

本研究共入选 90 例患者，观察半年后，中药组与阿卡波糖组进展为糖尿病者均 1 例，半年发病率为 3.85%；对照组进展为糖尿病者 2 例，半年发病率为 7.41%。此研究结果高于 STOP-NIDDM 的结果，可能与选取的样本量较小、观察的疗程较短有一定关系，但中药组与阿卡波糖组转化为正常者明显高于对照组。此外，研究发现，中药与阿卡波糖均有明显的降血糖作用，且中药组具有较好的改善临床症状、改善胰岛素抵抗的作用。由于中药干预 IGT 是通过多环节、多靶点发挥作用，具有不良反应小、价格相对低廉、患者依从性好的优点，将是未来干预 IGT 的重要手段。

# 健脾理肺法为主治疗糖尿病
# 便秘 50 例疗效分析

便秘是糖尿病慢性并发症之一，其发病率约占糖尿病患者的 25%。糖尿病便秘的确切发病机制尚不完全清楚，一般认为与糖尿病引起内脏自主神经功能障碍，抑制胃肠蠕动有关。中医认为便秘与热盛伤津、气机郁滞、气血虚衰、阴寒凝结有关。笔者在临床治疗糖尿病便秘时，体会到脾失健运、肺失清肃是其基本证型，治疗以健脾理肺为基本治则，在此基础上随症加味，获得满意的临床效果。现总结如下：

## 一、临床资料

### （一）诊断标准

有糖尿病病史（符合 1999 年 WHO 推荐的糖尿病诊断标准），大便干燥或秘结不通，常二三日以上排便 1 次；或虽大便间歇时间如常，但排便艰涩，粪质坚硬，或屡有便意，大便亦不干燥，但排出不尽。长期或间断应用泻药史，并经临床排除肠道器质性病变。

### （二）一般资料

本组 90 例均为门诊治疗的 2 型糖尿病便秘患者。

治疗组 50 例，其中男性 23 例，女性 27 例，平均年龄（59.00±6.46）岁，糖尿病平均病程（7.45±4.37）年，血糖平均水平（8.40±2.32）mmol/L，便秘平均病程（3.35±4.77）年。便秘表现：其中大便干燥或秘结不通，常二三日以上排便 1 次者 19 例；大便间歇时间如常，但排便艰涩、粪质坚硬者 14 例；屡有便意，大便亦不干燥，但排出不尽者 17 例。

对照组 40 例，男性 19 例，女性 21 例，平均年龄（57.00±4.53）岁，糖尿病平均病程（6.24±5.13）年，血糖平均水平（7.80±3.14）mmol/L，便秘平均病程（3.14±4.46）年。便秘表现：其中大便干燥或秘结不通，常二三日以上排便1次者15例；大便间歇时间如常，但排便艰涩、粪质坚硬者11例；屡有便意，大便亦不干燥，但排出不尽者14例。

两组在性别、年龄、病程、血糖水平及便秘表现方面比较，$P > 0.05$，无显著性意义。

## 二、治疗方法

两组均采用控制饮食、正规降糖药物治疗及运动疗法以控制血糖。

治疗组：用自拟"健脾理肺汤"随症加味治疗。基本处方：生白术30 g，紫菀15 g，肉苁蓉15 g，枳壳10 g，升麻6 g。阴虚血亏、内热肠燥、粪质坚硬难出者酌加生地黄、麦冬、何首乌、玄参、天花粉、大黄等；湿浊滞肠、粪质黏腻、屡排不尽者酌加苍术、厚朴、半夏、瓜蒌等；胸闷咳喘、肺失清肃明显者酌加麻黄、苦杏仁、桔梗等；血瘀者酌加当归、桃仁等。每日1剂，水煎分2～3次口服。

对照组：用西沙必利，每次10 mg，每日3次，口服。

两组均以4周为1个疗程评定疗效。

## 三、疗效观察

### （一）疗效评定标准

痊愈：排便正常，1～2日一行，易于排出。

显效：不服用药物可自行排出，排便时间缩短及排便困难减少。

好转：在药物作用下，可排便，同时自觉症状减轻。

无效：用药后症状同前。

### （二）治疗效果

治疗组50例中，痊愈12例，显效25例，好转9例，无效4例，总有效率为92.0%；对照组40例中，痊愈4例，显效9例，好转12例，无效15例，总有效率为62.5%。治疗组与对照组比较，$P < 0.05$，差异有显著性意义。

## 四、讨论

便秘是临床常见病证，有虚实之分。临床上使用的各种泻药，仅为治标之法，对实性便秘效果尚可，对虚性便秘，初用尚可通便，继用非但无效，且徒伤正气，导致便秘更剧。糖尿病便秘由于血糖长期升高，造成胃肠自主神经功能受损，致使结肠运动功能障碍，肠蠕动减弱，其特点为病程长、久治不愈、用泻药无效，当属虚性便秘。

治疗虚性便秘，勿忘健脾助运、理肺通幽。中医学认为粪便虽出于魄门，然需脾气之斡旋、肺气之肃降，方能使大肠传糟粕下行。因为脾主运化，肺主气，肺与大肠相表里。脾之健运、肺之肃降，与大肠传导息息相关。脾虚失运、肺气壅滞，均可导致气机升降失常，大肠传导迟缓，糟粕难以下行，而成便秘。故本方君用生白术健脾补气助运化，脾气足则糟粕易行；臣用紫菀降气理肺，开上窍以通下窍；佐以肉苁蓉润肠通便不伤气；使用枳壳、升麻，一升一降，调畅气机。全方共奏健脾理肺、运肠通便之效，故获得了良好的临床效果。

# 半夏泻心汤应用拓展

半夏泻心汤是临床常用处方，源于《伤寒论》"但满而不痛者，此为痞，柴胡不中与之，宜半夏泻心汤"，是仲景为治痞证所设。余据其方药及功效，紧抓病机，灵活运用半夏泻心汤于临床诸多病证，取得了很好的疗效。半夏泻心汤证的病机是寒热互结，虚实夹杂，多因脾胃功能失常所致。脾恶湿，易为湿困而伤阳，阳虚则内寒；胃恶燥，易化热，寒热互结是脾胃病变的特点。脾升胃降，枢机运转，斡旋于中，清阳上升，浊阴下降。若脾胃虚弱，升降功能失调，清阳不升，浊阴不降，结于中焦，可致痞证、便秘。浊阴不降，反而上冲，可导致咳、呕、呃、逆、口舌糜烂、眩晕、不寐等症。清阳不升，反下降，则致泻痢等症。临证兹可分三类，举隅于下。

## 一、清阳不升，浊阴不降，结于中焦

### 病案：便秘

李某某，男，10岁。大便干结，3~4日一行，常食冷饮快餐，矢气频繁，容易急躁，舌胖大有齿痕，舌苔厚腻白黄，脉滑略弦。

辨证：脾寒胃热，枢机不利，肠失传导。

治法：温脾清胃，顺气导滞。

方药：

半夏10g　　党参10g　　干姜6g　　黄芩10g　　黄连6g

熟大黄6g　　枳壳10g　　升麻6g　　甘草6g

7剂，水煎服，每日2次。

再诊，其母曰：服药1剂，大便即通；继服，每日大便1次，排便畅通。续取前药7剂，嘱其日服1次，禁食生冷快餐。

【按语】 脾胃虚弱，气机升降失调，除可以导致脾之清阳不升而下行的泄泻，以及胃之浊阴不降而上逆的心下痞硬、干呕、心烦之症外，亦可引起饮食物久留胃肠，滞塞中焦，导致枢机不利，传导迟缓，而出现大便燥结之症。可用半夏泻心汤中的党参、甘草益气补中，半夏、干姜辛开散结，黄芩、黄连苦寒降逆，酌加枳壳降气，升麻提气。如此，脾胃得益，升降有序，传化复常，大便得通。

## 二、浊阴不降，反而上冲

### 病案1：咳嗽

刘某，男，14岁。咳嗽2个月有余，经多方治疗无效。咳嗽每于午后加重，咳甚则吐，咳有痰声，咯痰不爽，肚腹胀满，不思饮食，大便干结如球，舌苔白黄厚腻，脉象弦滑，沉取略感无力。

辨证：脾胃失调，腑气不通，肺失清肃。

治法：辛开苦降，宣畅气机。

方药：

半夏 10 g　　干姜 6 g　　党参 10 g　　甘草 6 g

黄连 6 g　　黄芩 10 g　　焦三仙 30 g　　熟大黄 10 g

大枣 4 枚

服 3 剂药后，咳愈便通。

【按语】 脾胃为后天之本，治病一定要重视调理脾胃。《素问·咳论》所云咳嗽"皆聚于胃，关于肺"，指出咳嗽源于胃，发于肺。脾胃失运，气机升降失调，致使腑气不通，继则肺失清肃，是导致咳嗽顽固不愈的重要原因。用半夏泻心汤来调理中焦，使气机升降有序，腑气得通，肺气得清，而中治咳之目的。治咳不治肺而调中，实为治病从本。

### 病案 2：失眠

焦某某，女，71 岁，退休教师，患糖尿病十余年，血糖控制尚可，但长年被失眠困扰，屡治无效。患者入睡困难，常辗转于床上不得眠，伴心烦胸闷，脘腹胀满，纳差便秘，舌质暗胖，苔黄厚腻，脉沉滑。

辨证：寒热错杂，郁阻中州，心肾失交。

治法：调寒热，利中州，通心肾。

方药：

半夏 10 g　　党参 10 g　　干姜 6 g　　黄芩 10 g

黄连 10 g　　肉桂 3 g　　郁金 10 g　　竹茹 10 g

珍珠母 30 g　　生麦芽 15 g　　熟大黄 10 g　　甘草 6 g

7 剂，水煎服，每日 2 次。

嘱其睡时不要思虑能否入睡，才能入静而眠。

再诊，患者欣喜而述：服药当日即安然入睡至天亮，后几日略有反复，但睡眠已大有好转。

【按语】《内经》曰："胃不和则卧不安。"脾胃居中，斡旋上下，若脾胃失运，不能升清降浊，则心肾之气不得中州之助，便水火既济之功受阻，致阴阳不交，阳不入阴而失眠。《内经》云"治病必求于本""必伏其所主，而先其所因"，故不治失眠之标，而图脾胃之本，用半夏泻心汤调脾胃，使中气和，升降有序，则阴阳通，心肾交，眠自安。再者，要注重对病人的心理疏导。余认为失眠患者往往陷入"失眠—焦虑—想办法—更失眠—更焦虑—更想办法……"的恶性循环中。故在遇到顽固性失眠的患者时，一定要告诉病人：治疗失眠的最好办法，就是不想办法。因为总是想办法，就总是不能入静，不能入静，怎么能睡着呢？因此，不想办法，是治疗失眠的最好办法。在睡觉时，不要考虑今夜能否睡着，睡不着就睡不着，不焦虑、不想办法、不考虑睡不着明天会头晕不能工作，反而会迅速入睡。

**病案 3：眩晕**

李某某，女，53岁，既往颈椎病史。患者常反复头晕，重时不得行走转侧，恶心呕吐。平日项强手麻，头昏多梦，腹胀便秘，舌质暗胖，舌苔白黄厚腻，脉沉弦滑。

辨证：脾胃失运，清阳不升，浊阴不降，上扰清宫。

治法：运脾和胃，升清降浊。

方药：

| | | | |
|---|---|---|---|
| 半夏 10 g | 党参 15 g | 干姜 6 g | 黄芩 10 g |
| 黄连 10 g | 天麻 10 g | 葛根 15 g | 桑枝 15 g |
| 生麦芽 15 g | 熟大黄 10 g | 甘草 6 g | 升麻 6 g |

7剂，水煎服，每日2次。

再诊，患者头项较前清爽，手麻减轻，大便通畅。继服2个月，未发眩晕，改制蜜丸服用。

【按语】 舌苔白黄厚腻，是运用半夏泻心汤的重要指征。因为舌苔直接反映的是胃肠功能，舌苔白黄厚腻，反映了脾胃失运、浊阻蕴热的本质。用半夏泻心汤，辛开苦降，运脾和胃，升清降浊，可治诸多病证。

## 三、清阳不升，反下降

**病案：久泻**

吴某，女，56 岁，左下腹隐痛，肠鸣、泄泻十余年，曾于某医院做结肠镜检查，确诊为慢性结肠炎。患者每日排便 4 ~ 6 次，不爽，大便呈稀糊状，伴有黏液，时有血便，气味腐臭，面黄形瘦，口干喜热饮，舌质暗红，舌苔白黄厚腻，脉滑略弦。

辨证：脾寒湿困，瘀阻化热。

治法：健脾化湿，调寒热，利气血。

方药：

| | | | |
|---|---|---|---|
| 党参 15 g | 半夏 10 g | 干姜 10 g | 葛根 15 g |
| 茯苓 15 g | 车前子 10 g | 桃仁 15 g | 黄芩 10 g |
| 黄连 10 g | 枳壳 10 g | 甘草 6 g | 升麻 6 g |

大枣 6 枚

服药 14 剂，大便成形，每日 1 次。继服 7 剂，改制水丸，每次服 6 g，每日 2 次，善后。随访 5 年未再复发。

【按语】 慢性腹泻，多因肝脾不和，中焦寒热错杂，气机升降失调，清气下陷所致。脾寒失运，浊滞大肠，瘀阻蕴热，是慢性结肠炎最常见的病理机制，用半夏泻心汤加味治疗，取得良好的临床疗效。方中党参、甘草补益中气；半夏、干姜温脾化浊；黄芩、黄连苦寒清热；配葛根、升麻升发脾胃之气；伍车前子、茯苓利水渗湿，借以分利；佐桃仁、枳壳活血行气，通瘀祛阻。诸药合用，达脾胃健运、寒热并调、清气得升、瘀阻通畅之效，则泻自止。

## 四、总结

以上所举病案，病机一也，皆因脾胃虚弱、升降功能失调所致，治当寒热并用，补泻兼施。半夏泻心汤寒温并用，补泻兼施，正是针对脾胃失运、升降失常、寒热错杂而设。半夏、干姜辛温开结，黄芩、黄连苦寒泻热，人参、甘草、大枣甘温益气，共补脾胃、调寒热、燮升降、理气机，使中气和，上下通，清阳升，浊阴降，则上述诸症均可愈。正是治病贵在审病机，明方义。治病执简驭繁，病机方义明，异病可同治，从而扩大了方药的应用范围。

# 中医药预防非典型肺炎在于除湿化浊

非典型肺炎是由支原体、衣原体、军团菌、立克次体、腺病毒以及其他一些不明微生物引起的肺炎。"非典型肺炎"年年都有发生，只是 2003 年时有很强的传染性，病原体为变异性冠状病毒。以往冠状病毒只是引起腹泻等肠胃病变，而那次变异性冠状病毒却迅速引起弥漫性肺纤维化，导致呼吸衰竭。

传染性非典型肺炎的流性特点，符合中医"温疫病"的范畴。"温疫病"是外感流行性疾病，其发病主要与人体的免疫功能及环境中的致病因素有关。既然，目前还没有什么好的办法杀灭"变异性冠状病毒"，那么，提高人体的免疫功能，预防传染性非典型肺炎的发生，就十分重要。在提高人体免疫功能方面，中医药有着得天独厚的优势。然而，谈到中医药防治病毒性疾病，提高人体免疫功能时，人们总是习惯于用寒凉药杀灭病毒，用补益药提高人体的免疫功能，而我却认为，过用寒凉补益药，不太适合此次传染性非典型肺炎的防治。

中医"温疫病"包括"温热疫病"和"湿热疫病"两大类型。用寒凉药清热解毒，仅适合于"温热疫病"的防治。而这次"传染性非典型肺炎"从以下四个方面来说，当属于中医湿浊蕴毒生热所致的"湿热疫病"，防治上应以除湿化浊为主，佐以清热。

第一，2003 年是癸未年，属土，湿气当令。春节以后雨水明显增多，人们处在潮湿的气候中，以致湿困脾土，脾失健运，湿毒内停，蕴而生热。

第二，"秋冬进补"，盛行已久。在高营养饮食、低体力劳动的当今，人们每到秋冬时节，仍食用大量肉食，并常常用肉食加参、芪等中药煲汤补养身体，以致肥甘厚味困阻脾胃，助湿生热。

第三，现在湿重体质的人，占人群中的绝大部分。其表现为舌体胖、舌苔厚腻水滑、脘腹胀满、大便黏腻不爽。

第四，此次传染性非典型肺炎除高烧、咳嗽外，多伴有肢体困重、周身酸痛难忍、脘腹痞胀、大便溏泄等湿邪内困的临床表现；同时，用抗生素治疗无效，而抗生素属于中医的寒凉药。

据以上四种情况，如仍然沿用以往用寒凉药抗病毒、用补益药提高人体免疫功能的方法，来防治这次属于"湿热疫病"型传染性非典型肺炎，则不符合中医防治"湿热疫病"的原则。因为过用寒凉药，会进一步伤脾助湿；过用补益药，会进一步助湿生热。反而会降低人体的免疫功能，从而不利于人群中绝大部分属于湿重体质的人对传染性非典型肺炎的预防。我们根据中医学预防湿热疫病的防治原则，拟"清宣汤"清解宣化湿毒，以提高湿重体质人群的免疫抗病能力，从而达到预防传染性非典型肺炎的目的。已为2万余人服用下方，反应良好。

### 清宣汤

薏苡仁 30 g　　生麦芽 30 g　　青蒿 10 g　　贯众 10 g
草河车 15 g　　生甘草 10 g　　藿香 10 g

【功效】 清解宣化湿毒，防治湿热疫病。

【药解】 薏苡仁，甘、淡，微凉，入脾、肺、肾经，健脾补肺，利湿清热。其除湿而不如二术助燥，益气而不如参芪助热，清热而不如芩连损阴。

生麦芽，甘，微温，入脾、胃经，消食和中下气，行血散瘀，除上焦滞血。其能消食积、癥瘕，除胸膈气结胀满，解郁消痰。

藿香，辛香，微温，入肺、脾、胃经，除湿辟秽，快气和中。其为散湿圣药，解时行疫气。

青蒿，辛香、苦，寒，入肝、胆经，清热解暑，除蒸截疟。其专清血中湿热，为湿温疫疠之圣药。

贯众，苦，凉，入胃、肝、肺经，清热杀虫，除湿破结，凉血解毒，可解时行疫疬之气。

草河车，苦，微寒，入肝经，清热解毒，散结消肿，止咳平喘。

生甘草，甘，平，入肺、脾、胃经，和中缓急，润肺解毒，调和诸药。

# 后记

医村，一个以医乞食讨生活的人，一个有想法没抱负"不求上进"的人。

医村，自1978年考入北京中医学院（现北京中医药大学）分校后，始终坚持"读书—临证—揣摩，临证—读书—揣摩"，在书海文献中摄取知识，在临床医疗实践中感悟中医的魅力！

在此，医村衷心感谢历代医家、现代学者的悉心指导！感谢学生贾鹰珏、张昶、王宏、马燕、何贵平、绍颖娅等对余临床经验总结付出的辛苦！

中医成熟于过去，服务于现在，承传于永远——民之幸！

医 村